essentials

Essentials liefern aktuelles Wissen in konzentrierter Form. Die Essenz dessen, worauf es als „State-of-the-Art“ in der gegenwärtigen Fachdiskussion oder in der Praxis ankommt. *Essentials* informieren schnell, unkompliziert und verständlich

- als Einführung in ein aktuelles Thema aus Ihrem Fachgebiet
- als Einstieg in ein für Sie noch unbekanntes Themenfeld
- als Einblick, um zum Thema mitreden zu können

Die Bücher in elektronischer und gedruckter Form bringen das Fachwissen von Springerautor*innen kompakt zur Darstellung. Sie sind besonders für die Nutzung als eBook auf Tablet-PCs, eBook-Readern und Smartphones geeignet. *Essentials* sind Wissensbausteine aus den Wirtschafts-, Sozial- und Geisteswissenschaften, aus Technik und Naturwissenschaften sowie aus Medizin, Psychologie und Gesundheitsberufen. Von renommierten Autor*innen aller Springer-Verlagsmarken.

Sandra Pahr-Hosbach •
Pia Schembecker • Romina Wolf

Der Einfluss sozialer Medien auf Körperwahrnehmungsstörungen

Essstörungen und Muskeldysmorphie in der Jugend

Springer

Sandra Pahr-Hosbach
IU Internationale Hochschule
Erfurt, Deutschland

Pia Schembecker
Rietberg, Deutschland

Romina Wolf
Bruchsal, Deutschland

ISSN 2197-6708 ISSN 2197-6716 (electronic)
essentials
ISBN 978-3-662-73076-8 ISBN 978-3-662-73077-5 (eBook)
https://doi.org/10.1007/978-3-662-73077-5

Die Deutsche Nationalbibliothek verzeichnet diese Publikation in der Deutschen Nationalbibliografie; detaillierte bibliografische Daten sind im Internet über https://portal.dnb.de abrufbar.

Springer ist ein Imprint der eingetragenen Gesellschaft Springer-Verlag GmbH, DE und ist ein Teil von Springer Nature.
Die Anschrift der Gesellschaft ist: Heidelberger Platz 3, 14197 Berlin, Germany

Was Sie in diesem *essential* finden können

- **Theoretische Modelle**: Es werden theoretische Modelle vorgestellt, die aufzeigen, warum soziale Medien für Jugendliche einen hohen Stellenwert haben und wie sie das Verhalten Jugendlicher beeinflussen können
- **Analyse der Auswirkungen sozialer Medien**: Das Essential bietet eine fundierte Analyse der potenziellen Auswirkungen der Nutzung sozialer Medien auf die Entstehung von Essstörungen und Muskeldysmorphie bei Jugendlichen
- **Empirische Untersuchungen:** Das Essential enthält empirische Untersuchungen, die bestätigen, dass die ständige Konfrontation mit idealisierten Körperbildern und die Interaktionen mit Influencern das Risiko für die Entwicklung von Essstörungen und Muskeldysmorphie erhöhen
- **Methoden zur Untersuchung von Social-Media-Accounts**: Es werden Methoden zur systematischen Untersuchung und kritischen Bewertung von Social-Media-Accounts vorgestellt
- **Präventive Maßnahmen**: Das Essential enthält präventive Maßnahmen zum Schutz Jugendlicher vor negativen Einflüssen sozialer Medien sowie Strategien zur Förderung ihrer positiven Potenziale

Interessenkonflikt Die Autor*innen haben keine relevanten Interessenskonflikte im Zusammenhang mit dieser Publikation.

Zusammenfassung

Dieses Essential thematisiert den Einfluss sozialer Medien auf die Entwicklung von Essstörungen und Muskeldysmorphie im Kontext der Adoleszenz. Soziale Medien spielen eine zentrale Rolle bei der Verbreitung idealisierter Körperbilder. Dies kann bei Jugendlichen zu erheblichem Druck führen, da sie diesen Idealen entsprechen möchten. Theoretische Modelle wie das Uses-and-Gratifications-Modell legen nahe, dass Jugendliche aktiv Inhalte auswählen, die ihre Unsicherheiten verstärken, und durch die Beobachtung und Nachahmung von Influencern beeinflusst werden können. Empirische Untersuchungen bestätigen, dass die ständige Konfrontation mit idealisierten Körperbildern und die Interaktionen mit Influencende das Risiko für die Entwicklung von Essstörungen und Muskeldysmorphie erhöhen können. Die Analyse von Instagram-Inhalten verdeutlicht, dass Influencende häufig unrealistische Schönheitsideale propagieren und ihre Follower dazu ermutigen, extreme Diäten und Fitnessprogramme zu verfolgen. Insgesamt zeigt dieses Essential, dass soziale Medien einen Einfluss auf das Körperbild und das Essverhalten von Jugendlichen haben können und dass gezielte Aufklärung und Interventionen notwendig sind, um den negativen Einfluss sozialer Medien zu mindern, deren positive Einflüsse zu fördern und die Gesundheit und das Wohlbefinden von Jugendlichen nachhaltig zu verbessern. Zielgruppe dieses Essentials sind vor allem Eltern, Lehrende und Sozialarbeitende, aber auch alle anderen Personengruppen, die sich mit der Thematik beschäftigen und Jugendliche positiv dabei unterstützen möchten, ein gesundes und realistisches Körperbild zu entwickeln.

Inhaltsverzeichnis

1 Einleitung

Soziale Medien (SM) sind für Kinder, Jugendliche und junge Erwachsene zu einem integralen Bestandteil des Alltags geworden (Wampfler 2014, S. 22 ff.). Plattformen wie Instagram, TikTok und Snapchat ermöglichen eine kontinuierliche, ortsunabhängige Vernetzung und Interaktion (Gabriel und Röhrs 2017). Mit der wachsenden Relevanz dieser Plattformen steigt auch die Besorgnis über potenziell negative Auswirkungen auf das gesundheitliche Wohlbefinden (Kreutzer 2020).

Die steigenden Nutzerzahlen unterstreichen die Relevanz dieses Themas: Weltweit erhöhte sich die Anzahl der Social-Media-Nutzenden von 1,48 Mrd. im Jahr 2012 auf 5,04 Mrd. im Jahr 2024 (We Are Social, DataReportal, Meltwater, 2024). Soziale Medien fungieren vor allem für Jugendliche und junge Erwachsene als zentrale Plattform zur Vernetzung und Organisation innerhalb sozialer Gruppen (Endres 2018, S. 14 f.). So nutzen 85 % der 12- bis 17-Jährigen soziale Medien täglich, wobei die durchschnittliche Nutzungsdauer über drei Stunden beträgt (Reid et al. 2023; DAK-Gesundheit 2017). Innerhalb der Altersgruppe der 14- bis 19-Jährigen war Instagram im Jahr 2023 mit einer Nutzungsrate von 79 % das am häufigsten genutzte soziale Netzwerk (ARD, ZDF, 2023).

Die Plattformen können sich positiv auf die Entwicklung sowie die Bewältigung gesundheitlicher Herausforderungen auswirken, indem sie den Zugang zu Erfahrungswissen, fachlichen Gesundheitsinformationen und emotionaler Unterstützung erleichtern (Endres 2021, S. 79 f.; Gemkow 2023). Darüber hinaus fördern sie das Bedürfnis nach sozialer Zugehörigkeit und kollektiver Identitätsbildung, indem sie es Jugendlichen ermöglichen, sich verstärkt an Gleichaltrigen zu orientieren und sich schrittweise von elterlichen Einflüssen zu emanzipieren. In diesem Kontext stellen soziale Medien eine wesentliche Ressource für die Bewältigung ent-

S. Pahr-Hosbach et al., *Der Einfluss sozialer Medien auf Körperwahrnehmungsstörungen*, essentials,
https://doi.org/10.1007/978-3-662-73077-5_1

wicklungspsychologischer Aufgaben dar, insbesondere im Hinblick auf Identitätsfindung und Beziehungsaufbau im Jugendalter.

Trotz der vielfältigen Chancen und Potenziale, die soziale Medien bieten, sind auch erhebliche Herausforderungen und Risiken zu berücksichtigen (Gabriel und Röhrs 2017). Ihre Rolle bei der Verbreitung von Schönheitsidealen und Fitness-Trends ist Gegenstand intensiver wissenschaftlicher Auseinandersetzungen. Die visuelle Inszenierung in sozialen Medien beeinflusst individuelle Ernährungsentscheidungen signifikant. Besonders vulnerable Bevölkerungsgruppen wie Jugendliche sind hierbei einem erhöhten sozialen Druck ausgesetzt, der zu kritischer Selbstwahrnehmung sowie gesteigerter Unzufriedenheit mit dem eigenen Körper führen kann (Klotter 2020, S. 150). In der Folge besteht ein erhöhtes Risiko für die Entwicklung dysfunktionaler Essmuster, welche als prädisponierende Faktoren für Essstörungen (ES) sowie begleitende psychische Belastungen gelten (Turner und Lefevre 2017; Endres 2021, S. 76).

Die Wirkung Sozialer Medien auf das Körperbild ist komplex und vielschichtig. Es ist unzureichend, von einer direkten, simplen Verbindung zwischen Mediennutzung und Körperbildstörungen auszugehen. Der bloße Kontakt mit Sozialen Medien oder der Vergleich mit schlanken Freundinnen auf Plattformen wie Instagram führt nicht zwangsläufig zu Essstörungen oder Muskeldysmorphie (MD) bei Jugendlichen. Vielmehr hängt die individuelle Reaktion von einer Reihe persönlicher, biologischer und sozialer Faktoren ab. Um die Thematik intensiver zu beleuchten, erläutert Kap. 2 zunächst die theoretischen Grundlagen, in Kap. 3 dieses Buches werden Modelle und Theorien vorgestellt, die einen Zusammenhang zwischen der Nutzung sozialer Medien und der Entstehung von ES oder MD erklären können. In Kap. 4 werden zwei Studien dargestellt, die einen möglichen Zusammenhang anhand einer empirischen Untersuchung erforscht haben. Die Implikationen für die Praxis aus Kap. 5 basieren auf den Erkenntnissen beider Kapitel.

Theoretische Fundierung 2

Um die komplexen Zusammenhänge zwischen der Nutzung sozialer Medien und der Entstehung von Essstörungen in der Adoleszenz zu verstehen, ist es wichtig, zunächst die theoretischen Grundlagen zu erläutern. Diese Grundlagen bieten einen Rahmen, um die Mechanismen zu analysieren, durch die soziale Medien das Körperbild und das Essverhalten von Jugendlichen beeinflussen.

2.1 Adoleszenz

> „Die Adoleszenz, beginnend mit dem Eintritt in die Pubertät, umschreibt das Heranreifen eines Kindes zum Erwachsenen. […] Die World Health Organization (WHO) definiert hierfür die Zeitspanne zwischen dem 11. und 20. Lebensjahr, wobei die tatsächliche Zeitspanne von sozioökonomischen, gesellschaftlichen und kulturellen Faktoren beeinflusst ist" (Lohaus 2018).

Der Begriff „Adoleszenz" stammt aus dem Lateinischen „adolescere" und bedeutet „heranwachsen", „aufwachsen" oder „gedeihen".

Die Adoleszenz beschreibt einen umfassenden Entwicklungszeitraum, der die Phase der Pubertät beinhaltet, aber neben den körperlichen Veränderungen auch psychosoziale Prozesse einschließt, darunter die Integration in soziale Strukturen und die Suche nach der eigenen Identität. Demzufolge interagieren in der Adoleszenz soziale, biologische und psychische Veränderungen miteinander (Oerter und Montada 2002, S. 262).

S. Pahr-Hosbach et al., *Der Einfluss sozialer Medien auf Körperwahrnehmungsstörungen*, essentials,
https://doi.org/10.1007/978-3-662-73077-5_2

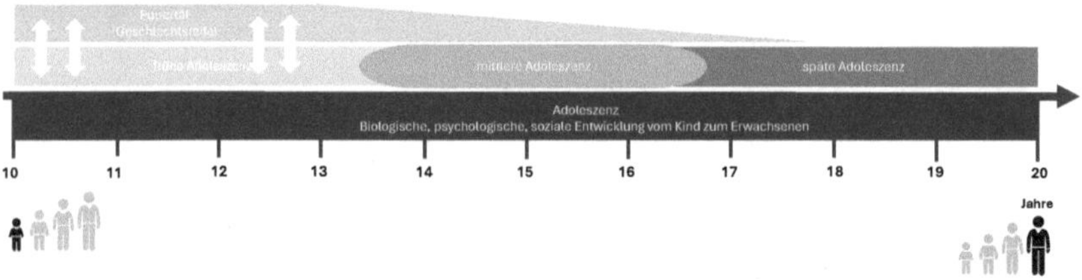

Abb. 2.1 Zeitstrahl Adoleszenz und Pubertät. (Quelle: eigene Darstellung, angelehnt an Konrad und König 2018)

Um die vielfältigen Veränderungen dieser Lebensphase präziser zu erfassen, hat sich eine Unterteilung in drei Abschnitte etabliert: Die frühe Adoleszenz (ca. 10–13 Jahre) ist primär durch pubertäre Entwicklungen geprägt, während die mittlere Adoleszenz (14–16/17 Jahre) eine Phase der fortschreitenden Reifung darstellt. Die späte Adoleszenz (16/17–20 Jahre) markiert schließlich den Übergang ins junge Erwachsenenalter (Abb. 2.1) (Konrad und König 2018, S. 3).

Pubertät Die Bezeichnung „Pubertät" leitet sich vom lateinischen „pubertas" ab und steht für Geschlechtsreife. Die Pubertät ist ein Bestandteil der Adoleszenz und beinhaltet primär biologische Veränderungen wie körperliches Wachstum, hormonelle Umstellungen und das Erreichen der Geschlechtsreife. Gekennzeichnet wird die Pubertät vor allem durch eine gesteigerte Freisetzung gonadaler Steroidhorme, Geschlechtshormone, die in den Keimdrüsen (Gonaden) gebildet werden. Sie begünstigen die Entwicklung sekundärer Geschlechtsmerkmale, die auf die fortschreitende Reifung der reproduktiven Funktion hinweisen, darunter das Wachstum der Brustdrüsen sowie die Ausbildung der genitalen und axillären Behaarung (Uhlhaas und Konrad 2011).

Der Zeitraum der Pubertät variiert und wird beeinflusst durch Umweltfaktoren und genetische Einflüsse (Konrad und König 2018, S. 3 f.). In der Regel gehen hormonelle Veränderungen den psychosozialen Veränderungen voraus. Eine zusätzliche Veränderung während der Pubertät betrifft das Körperlängenwachstum (Konrad und König 2018, S. 9). Durch eine vermehrte Sekretion von Wachstumshormonen kommt es zu einem Wachstumsschub, der hauptsächlich zu einer Verlängerung der Extremitäten führt und damit zu einem deutlichen Anstieg der Körpergröße und zu vorübergehenden Veränderungen der Körperproportionen.

Neurologische Prozesse Während der Adoleszenz kommt es zu einer umfassenden Neuorganisation der kortikalen und limbischen Netzwerke des Gehirns, wodurch die kognitiven Fähigkeiten, Entscheidungsstrategien und sozialen Verhaltensweisen eines erwachsenen Individuums sukzessive ausgebildet werden (Konrad und König 2018, S. 12; Uhlhaas und Konrad 2011; Meyer 2012). Das limbische System steuert unter anderem das Belohnungsverhalten, aber auch Emotionen. Im frontalen Cortex wird die Handlungskontrolle, Impulskontrolle, Vernunft und auch das Planungsverhalten gesteuert (Konrad und König 2018, S. 13). Untersuchungen mittels bildgebender Verfahren legen nahe, dass die neuronalen Mechanismen, die Impulskontrolle und risikoreiches Entscheidungsverhalten steuern, auf unterschiedlichen neurobiologischen Grundlagen beruhen und sich in ihrer Entwicklung unterscheiden (Casey et al. 2008). Das limbische Belohnungssystem entwickelt sich schneller als das präfrontale Kontrollsystem. Dies führt zu einem Ungleichgewicht, das riskantes Verhalten begünstigt, was wiederrum die ausgeprägte emotionale, motivationale und belohnungsorientierte Handlungssteuerung in dieser Lebensphase erklärt. Beeinflusst wird dieses Ungleichgewicht zusätzlich durch Umbauprozesse im dopaminergen System. Zu Beginn der Adoleszenz wird ein Drittel der Dopaminrezeptoren im Nucleus accumbens des Gehirns der Jugendlichen abgebaut. Dopaminfreisetzung führt zu Glücksgefühlen. Aufgrund der verzögerten Entwicklung des präfrontalen Kortex trägt dieser jedoch nicht ausreichend zur Regulation der Dopaminausschüttung bei. Dies unterstützt somit das risikofreudige, emotionale Verhalten Jugendlicher (Meyer 2012). Sie benötigen größere Reize, um eine bemerkbare Dopaminausschüttung und daraus resultierende Glücksgefühle zu erreichen (Abb. 2.2). Erst in der mittleren Adoleszenz reifen die kortikalen Kontrollstrukturen, wodurch eine zunehmende Regula-

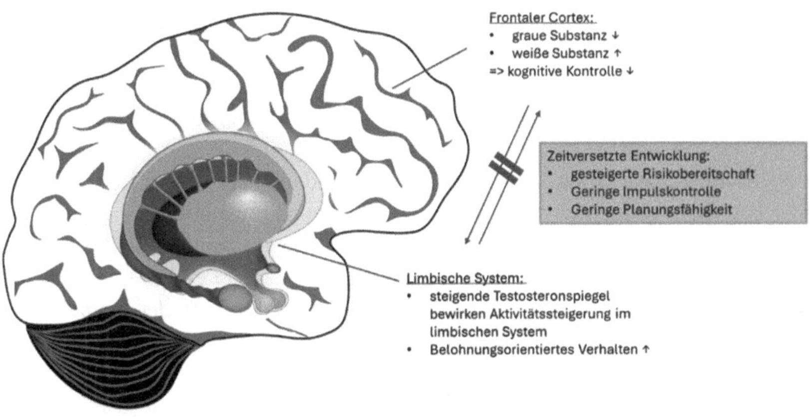

Abb. 2.2 Entwicklungen im adoleszenten Gehirn. (Quelle: eigene Darstellung)

tion emotional und motivational gesteuerter Prozesse ermöglicht wird. Mit einer leichten Verzögerung nimmt zudem die Konnektivität zwischen dem präfrontalen Kontrollsystem und dem limbischen System zu. Parallel dazu erfolgt eine verstärkte Integration dopaminerger Bahnen in den präfrontalen Kortex. Dies führt nicht nur zu einer effektiveren top-down-Kontrolle durch den präfrontalen Kortex, sondern auch zu einer optimierten Interaktion zwischen den beteiligten neuronalen Systemen.

Ein signifikanter Anstieg der weißen Substanz, bestehend aus myelinisierten Axonen, optimiert die Geschwindigkeit der Informationsweiterleitung. Diese Entwicklung könnte die gesteigerte Reaktionsfähigkeit Jugendlicher in bestimmten Kontexten, wie beispielsweise bei Computerspielen oder im Straßenverkehr, erklären. Gleichzeitig erfolgt in der grauen Substanz ein selektiver Abbau neuronaler Verbindungen, insbesondere solcher, die in der Kindheit aufgebaut, jedoch wenig genutzt wurden. Dieser Prozess, bekannt als synaptische Selektion, fördert die Herausbildung hoch spezialisierter und effizienter neuronaler Netzwerke (Schwarz 2022).

Soziale Strukturen Die soziale Akzeptanz innerhalb der Peer-Gruppe stellt für Jugendliche einen essenziellen Entwicklungsfaktor dar. Peer-Interaktionen basieren auf kollektiv ausgehandelten Normen, Werten und Standards, die im sozialen Austausch aktiv erarbeitet und modifiziert werden. Diese Prozesse tragen maßgeblich zur Identitätsbildung sowie zur Entwicklung des Selbstkonzepts und des Selbstwertgefühls bei (Lohaus 2018; Casey et al. 2008).

Studien zeigen, dass Jugendliche in Gruppenkontexten mit Gleichaltrigen eher risikoreiche Entscheidungen treffen (Gardner und Steinberg 2005). Dieses Verhalten könnte durch die erhöhte soziale Anerkennung innerhalb der Peer-Gruppe verstärkt werden und steht möglicherweise in Zusammenhang mit den nichtlinearen Reifungsprozessen des präfrontalen Kortex und des limbischen Systems.

Psychische Entwicklung Die vielfältigen Veränderungen während der Adoleszenz können mit Gefühlen der Unsicherheit, Angst und Frustration einhergehen. In diesem Kontext wird der Begriff der Adoleszenzkrise verwendet. Sie bezeichnet keine eigenständige klinische Diagnose, sondern beschreibt eine Phase vorübergehender psychosozialer und sexueller Entwicklungsherausforderungen. Diese Krise kann sowohl für die betroffenen Jugendlichen als auch für deren Eltern eine erhebliche psychische Belastung darstellen und zu innerfamiliären Spannungen führen (AOK 2023). Zudem kann sie mit verschiedenen psychischen Beeinträchtigungen assoziiert sein, darunter Angststörungen, depressive Episoden, Essstörungen, gestörtes Sozialverhalten, selbstverletzendes Verhalten sowie Alkohol- und Drogenkonsum. Die Pubertät markiert eine entscheidende Phase in der Entstehung psychiatrischer Erkrankungen, wobei etwa die Hälfte aller psychischen Störungen ihren Ursprung in diesem Entwicklungsabschnitt nimmt. Dabei manifestieren sich Impulskontrollstörungen und Angststörungen typischerweise bereits im Alter von etwa 11 Jahren, während affektive Störungen, insbesondere depressive Erkrankungen, verstärkt in der mittleren bis späten Adoleszenz auftreten (Kessler et al. 2005).

2.2 Ausgewählte Essstörungen und Muskeldysmorphie

> „Essstörungen sind ernstzunehmende psychosomatische Erkrankungen, die durch schwere Störungen des Essverhaltens und damit einhergehende körperliche Begleit- und Folgeerkrankungen gekennzeichnet sind" (Schuck und Schneider 2019).

Während manche Formen der Essstörung primär durch eine restriktive Nahrungsaufnahme bis hin zur vollständigen Verweigerung gekennzeichnet sind, manifestieren sich andere durch episodische oder kontinuierliche übermäßige Nahrungszufuhr.

Essstörungen beginnen häufig während der Adoleszenz oder im frühen Erwachsenenalter. Im Vergleich zu anderen psychischen Erkrankungen haben sie eine besonders ausgeprägte Auswirkung auf physiologische Prozesse und können erhebliche Beeinträchtigungen verschiedener Körpersysteme verursachen, insbesondere des endokrinen Systems sowie der Nieren- und Herzfunktion (Campbell und Peebles 2014).

Verschiedene Essstörungen können ineinander übergehen, folglich sind die Grenzen zwischen einzelnen Diagnosen nicht immer klar definiert sind (BZgA n.d.-a, n.d.-b).

Die taxonomische Erfassung von Essstörungen durch das ICD-11 (Internationale statistische Klassifikation der Krankheiten und verwandter Gesundheitsprobleme) (BfArM 2025) ermöglicht eine strukturierte Einordnung und Diagnosestellung, wobei differenzialdiagnostisch auch andere Erkrankungen ausgeschlossen werden können. In diesem Buch werden die beiden am häufigsten auftretenden Essstörungen berücksichtigt, dies sind Anorexia Nervosa und Bulimia Nervosa. Aufgrund der aktuellen Brisanz wird zusätzlich die Körperbildstörung Muskeldysmorphie untersucht.

Obwohl in den vergangenen zwei Jahrzehnten erhebliche Anstrengungen unternommen wurden, um die Versorgungssituation Betroffener zu optimieren, ist die Wirksamkeit der Behandlung von Essstörungen noch nicht auf dem erforderlichen Niveau (Verbeek und Schmidt 2019). Erschwert wird die Behandlung durch die multifaktorielle Ätiologie von Essstörungen. Die Prävalenz für eine Essstörung bei Jugendlichen zwischen 11 bis 17 Jahren liegt bei Mädchen mit 28,9 % höher als bei Jungen (15,2 %) (RKI 2008). Die höchste Inzidenz von Krankenhausaufenthalten aufgrund von Essstörungen ist in den Altersgruppen der 10- bis 17-Jährigen zu verzeichnen (Statistisches Bundesamt 2024).

2.2.1 Anorexia Nervosa (AN)

Bereits im 17. Jahrhundert beschrieb der englische Mediziner Richard Morton eine Störung, die durch ausgeprägten Appetitverlust, Amenorrhoe und konsequente Nahrungsverweigerung gekennzeichnet war und zu einem fortschreitenden Gewichtsverlust führte. Er bezeichnete diese Erkrankung als Atrophia nervosa, was darauf hindeutet, dass er eine neurologische Ursache in Betracht zog. Die heute gebräuchliche Bezeichnung Anorexia nervosa wurde 1874 von William Gull geprägt (Pudel und Westenhöfer 2003). Dies zeigt, dass diese Störung bereits weit vor dem Einfluss moderner Schönheitsideale und der medialen Verbreitung extrem schlanker Körperbilder existierte.

Anorexia nervosa, häufig umgangssprachlich als „Magersucht" bezeichnet, ist eine Essstörung, bei der Betroffene eine unzureichende Nahrungsaufnahme praktizieren. Dieses Verhalten kann als restriktiv bezeichnet werden und ist oft mit einer pathologischen Furcht vor einer Gewichtszunahme verbunden. Die höchste Inzidenz wird bei Mädchen im Alter von 14 bis 19 Jahren beobachtet (Margraf 2018). Trotz eines häufig sichtbaren Untergewichtes nehmen die Betroffenen ihren Körper oft als zu dick wahr. Diese verzerrte Körperwahrnehmung und die intensive Angst vor einer Gewichtszunahme werden als zentrale psychopathologische Merkmale der Anorexia nervosa betrachtet (Pudel und Westenhöfer 2003).

Diagnose Laut des ICD-11 wird AN (6B80) wie folgt gekennzeichnet (Bundesinstitut für Arzneimittel und Medizinprodukte (BfARM) 2025):

• Ein für die Körpergröße, das Alter und den Entwicklungsstand der Person **signifikant niedriges Körpergewicht**, das nicht auf eine andere gesundheitliche Störung oder auf die Nichtverfügbarkeit von Nahrung zurückzuführen ist.
o Ein häufig verwendeter Schwellenwert ist ein Body-Mass-Index (BMI) von weniger als 18,5 kg/m^2 bei Erwachsenen und ein BMI für das Alter unterhalb der 5. Altersperzentile bei Kindern und Jugendlichen.
oder
o Ein rascher Gewichtsverlust (z.B. mehr als 20 % des gesamten Körpergewichts innerhalb von 6 Monaten) kann den Richtwert für ein niedriges Körpergewicht ersetzen, sofern andere diagnostische Anforderungen erfüllt sind.
oder
o Fehlende zu erwartende Gewichtszunahme bei Kindern und Jugendlichen.
• **Verhaltensweisen**, die auf eine Verringerung der Energiezufuhr abzielen (eingeschränkte Nahrungsaufnahme), Reinigungsverhalten (z.B. selbst herbeigeführtes Erbrechen, Missbrauch von Abführmitteln) und Verhaltensweisen, die auf eine Erhöhung des Energieverbrauchs abzielen (z.B. exzessive körperliche Betätigung), typischerweise verbunden mit der Angst vor einer Gewichtszunahme.
• Ein niedriges Körpergewicht oder eine niedrige Körperform steht im Mittelpunkt der **Selbsteinschätzung** der Person oder wird fälschlicherweise als normal oder sogar übertrieben empfunden.

Betroffene mit AN weisen ein erhebliches Risiko für Rückfälle auf. Studien zeigen, dass nahezu 50 % der stationär behandelten Patient:innen innerhalb des ersten Jahres nach der Entlassung erneut einen Rückfall erleiden. Bei ambulant behandelten Patient:innen liegt die Rückfallrate mit etwa 25 % vergleichsweise niedriger (Giel et al. 2013). Aus diesen Gründen bleibt die Diagnose AN auch nach einer erfolgreichen Gewichtszunahme weiterhin bestehen. Entscheidend für die Aufhebung der Diagnose ist eine anhaltende Remission aller diagnostischen Kriterien über einen Zeitraum von mindestens einem Jahr nach Beendigung der Behandlung.

Ätiologie AN wird als eine Erkrankung mit multifaktoriellen Ursachen betrachtet, die sich aus einem komplexen Zusammenspiel familiärer, soziokultureller, persönlichkeitsspezifischer und biologischer Faktoren ergeben können. Während die Ätiologie der AN traditionell vor allem in psychologischen Störungen gesehen wurde, haben jüngste Studien gezeigt, dass genetische Faktoren eine wesentliche Rolle bei der Entwicklung von Essstörungen spielen. So ist dokumentiert, dass Verwandte von Patient:innen mit AN ein erhöhtes Risiko für Essstörungen aufweisen, wenngleich nicht zwangsläufig für AN selbst.

Soziokulturelle Faktoren, die auf die Entstehung von AN einwirken, umfassen das vermehrte Auftreten dieser Erkrankung in westlich geprägten Kulturen sowie in den sozioökonomischen Schichten der Mittel- und Oberschicht, wo ein schlankes Schönheitsideal besonders präsent ist. Bei Betroffenen ist oftmals eine Persönlichkeitsstruktur zu beobachten, die durch hohe Ängstlichkeit, zwanghaftes Verhalten, Introvertiertheit und eine gut durchschnittliche bis überdurchschnittliche Intelligenz gekennzeichnet ist. Während der Kindheit leiden Betroffene häufig unter Trennungsangst und konfliktscheuem Verhalten. In den Familien der Betroffenen spielen Körpergewicht und Diäten eine übermäßige Rolle, und es besteht oft ein ausgeprägter Leistungsdruck (Margraf 2018).

2.2.2 Bulimia Nervosa (BN)

Seit dem späten 20. Jahrhundert wird Bulimia Nervosa als eigenständige psychische Störung beschrieben. Der Begriff „Bulimia" leitet sich von den griechischen Wörtern „bous" (Ochse oder Stier) und „limos" (Hunger) ab und bedeutet somit „Ochsenhunger".

Das wesentliche Merkmal der BN ist der wiederholte übermäßige Verzehr von Nahrungsmitteln, der sich in Form von Essanfällen manifestiert. Ein Essanfall wird definiert als der Konsum ungewöhnlich großer Nahrungsmengen in einem begrenzten Zeitraum, beispielsweise innerhalb von zwei Stunden. Dabei handelt es sich häufig um einfach verfügbare, kalorienreiche Nahrungsmittel wie Süßigkeiten, die im normalen Speiseplan der Betroffenen häufig vermieden werden (Herpertz et al. 2019).

Betroffene beschreiben während dieser Anfälle einen erheblichen Kontrollverlust über ihre Nahrungsaufnahme. Die Auslöser für solche Anfälle können variieren und umfassen oft Hungergefühle, restriktives Essverhalten oder negative Emotionen (Herpertz et al. 2019). Vor den Essanfällen verspüren die Betroffenen häufig intensiven Hunger; jedoch können die Anfälle auch gezielt geplant werden, indem vorab entsprechende Nahrungsmittel eingekauft werden. Die Anfälle können unterbrochen werden, etwa durch unerwartete Besucher, und werden oftmals später fortgesetzt (Herpertz et al. 2019). Um eine Gewichtszunahme aufgrund der Essanfälle zu verhindern, greifen die Betroffenen zu Maßnahmen wie selbstinduziertem Erbrechen und anderen Methoden der Gewichtskontrolle.

Obwohl Personen mit BN meist ein normales Körpergewicht aufweisen, streben sie in der Regel an, dieses unterhalb ihrer natürlichen Gewichtsspanne zu halten, und nehmen sich selbst oft als schwerer wahr, als sie tatsächlich sind. Häufig sind Komorbiditäten, im Zusammenhang mit BN nervosa anzutreffen.

Diagnose Laut des ICD-11 gelten folgende Kriterien für das Vorliegen von BN (Bundesinstitut für Arzneimittel und Medizinprodukte (BfArM) 2025):

• Häufige, wiederkehrende **Essanfälle** (z.B. einmal pro Woche oder öfter über einen Zeitraum von mindestens einem Monat).
• Eine Binge-Eating-Episode ist ein bestimmter Zeitraum, in dem die betroffene Person subjektiv die **Kontrolle** über das Essen verliert, deutlich mehr oder anders isst als gewöhnlich und sich nicht in der Lage fühlt, mit dem Essen aufzuhören oder die Art oder Menge der verzehrten Lebensmittel zu begrenzen.
• Unangemessene **kompensatorische** Verhaltensweisen, die eine Gewichtszunahme verhindern sollen (z.B. selbst herbeigeführtes Erbrechen, Missbrauch von Abführmitteln oder Einläufen, anstrengender Sport).
• Gedanken über Körperform oder Gewicht, die die **Selbsteinschätzung** stark beeinflussen.
• Ausgeprägter **Leidensdruck** in Bezug auf das Essverhalten und unangemessenes kompensatorisches Verhalten oder erhebliche Beeinträchtigung in persönlichen, familiären, sozialen, schulischen, beruflichen oder anderen wichtigen Funktionsbereichen.
• Erfüllt nicht die diagnostischen Anforderungen der Anorexia nervosa.

Die Schwere der Erkrankung wird eingestuft anhand von Kriterien aus dem DSM-5. Demnach gilt als:

- Leichte Form: bis zu drei Essanfälle/Woche
- Mittelgradige Form: vier bis sieben Essanfälle/Woche
- Schwere Form: acht bis 13 Essanfälle/Woche
- Extreme Form: 14 oder mehr Essanfälle/Woche

In der ICD-11 wird keine spezifische Unterteilung der Formen von Essanfällen vorgenommen. Weder das DSM-5 noch die ICD-10 geben eine eindeutige Definition der Nahrungsmenge vor, die während eines Essanfalls konsumiert wird. Es wird jedoch angenommen, dass die verzehrten Mengen deutlich größer sind als diejenigen, die die Betroffenen gewöhnlich außerhalb eines Anfalls zu sich nehmen würden. Von größerer psychopathologischer Bedeutung ist das Gefühl des Kontrollverlusts während des Essens, das im Vergleich zur tatsächlich verzehrten Nahrungsmenge einen höheren Stellenwert einnimmt (de Zwaan 2025).

Ätiologie Die Entstehung und Aufrechterhaltung von BN wird durch eine Vielzahl von biologischen, sozialen und psychologischen Faktoren beeinflusst. Ähnlich wie bei AN deuten Ergebnisse aus Familien- und Zwillingsstudien auf eine genetische Prädisposition hin. Darüber hinaus könnten Faktoren wie Adipositas in der Kindheit sowie familiäre Adipositas das Risiko für die Entwicklung von BN im späteren Leben erhöhen (Herpertz et al. 2019).

Negative Affekte können bulimisches Essverhalten auslösen oder aufrechterhalten. Es wurde nachgewiesen, dass Betroffene vor einem Essanfall häufig negativen Emotionen ausgesetzt sind (Herpertz et al. 2019). Eine Verringerung negativer Emotionen zu Beginn der Behandlung kann das Auftreten bulimischer Symptome reduzieren (Thompson-Brenner et al. 2015).

2.2.3 Muskeldysmorphie (MD)

Pope et al. beschrieben das Phänomen erstmals 1993, als sie den Steroidkonsum unter männlichen Bodybuildern untersuchten. Sie stellten fest, dass einige Teilnehmer Verhaltensweisen aufwiesen, die in Bezug auf die Störung des Körperbildes das genaue Gegenteil von Anorexia nervosa darstellten. Ursprünglich wurde das Phänomen als „reverse anorexia" bezeichnet, bis es später in MD umbenannt und als eine Form der körperdysmorphen Störungen klassifiziert wurde (Pope et al. 1993). Aufgrund fehlender standardisierter Daten durch DSM-5 oder ICD-11 sind präzise Aussagen zur Prävalenz von MD eingeschränkt. Eine Studie aus 2021 schätzt die Punktprävalenz bei Männern auf etwa 2,2 % und bei Frauen auf 1,4 %, wobei unter männlichen Bodybuildern eine Häufigkeit von bis zu 10 % vermutet wird (Waschescio et al., 2024, Mitchison et al. 2022). Diese Störung betrifft vor allem junge Männer mit einem Durchschnittsalter von etwa 19 Jahren (Olivardia et al. 2000).

Muskeldysmorphie, umgangssprachlich auch als „Adonis-Komplex" oder Muskelsucht bezeichnet, ist charakterisiert durch ein ausgeprägt negatives Körperbild. Betroffene leiden unter der Vorstellung und der Angst, nicht ausreichend muskulös zu sein. Dieses Phänomen ähnelt dem von Menschen mit Anorexia nervosa, die sich trotz ihres Untergewichts als zu dick wahrnehmen. Muskeldysmorphe Personen empfinden sich selbst als schmächtig und untrainiert, obwohl dies meist nicht der Realität entspricht. Häufige Komorbiditäten umfassen affektive Störungen, Angsterkrankungen und Substanzabhängigkeiten, ebenso wie ein erhöhtes Suizidrisiko (Halioua et al. 2019).

Diagnose Im ICD-11 werden körperdysmorphe Störungen als eigenständige Kategorie unter „Zwangsstörungen und verwandten Störungen" aufgeführt. Bereits seit 2013 ordnet das DSM-5 die MD den körperdysmorphen Störungen zu (Falkai und Wittchen 2018). Der Begriff „körperdysmorph" beschreibt eine gestörte

Selbstwahrnehmung, die häufig durch zwanghafte Vergleiche mit muskulöseren Körperbildern anderer Personen ausgelöst wird (Waldorf et al. 2020). Aufgrund der Parallelen zu Essstörungen fordern einige Experten eine analoge Klassifizierung in DSM-5 und ICD-11.

Die Diagnose erfolgt in einem 2-stufigen Verfahren.

Schritt	**Kriterien**
Schritt 1: Überprüfung der Kriterien für eine körperdysmorphe Störung (Phillips & Stein, 2024)	1.Betroffene beschäftigen sich mit einem oder mehreren Makeln in ihrem Erscheinungsbild, die für andere Personen unbedeutend oder nicht zu sehen sind.
	2.Betroffene zeigen wiederholt übertriebene Verhaltensweisen (wie z.B. ihr Aussehen im Spiegel zu überprüfen, sich mit übertrieben viel Aufwand herzurichten oder sich mit anderen zu vergleichen), weil sie so mit ihrem Erscheinungsbild beschäftigt sind.
	3.Betroffene sind extrem verzweifelt oder fühlen sich immer weniger in der Lage, normalen Alltagsaktivitäten nachzugehen (z. B. in der Arbeit, in der Familie oder mit Freunden), weil sie sich ständig Sorgen über die wahrgenommenen Mängel in ihrem Erscheinungsbild machen.
Schritt 2: Überprüfung der spezifischen Kriterien für die Muskelsucht (Pope et al., 1997)	1.Aufgrund eines zwingenden Bedürfnisses, selbst auferlegte Bewegungs- und Diätpläne aufrechtzuerhalten, werden bedeutende soziale, berufliche oder Freizeitaktivitäten vernachlässigt und aufgegeben.
	2.Situationen, in denen der eigene Körper für andere sichtbar ist, werden entweder gemieden oder können nur unter erheblicher Anspannung und Angst erlebt werden.
	3.Die Besorgnis darüber, dass der eigene Körper möglicherweise nicht ausreichend groß oder muskulös ist, führt zu erheblichem Stress und/oder beeinträchtigt die psychosoziale Funktionsfähigkeit auf klinisch bedeutsame Weise.
	4.Trotz nachweisbarer negativer Auswirkungen auf die körperliche Gesundheit und/oder das psychische Wohlbefinden werden das Trainingsprogramm, die Ernährungsgewohnheiten und der Gebrauch von muskelaufbauenden Substanzen fortgesetzt.

Als diagnostisches Instrument, um eine Tendenz zur MD zur erfassen, wurde der MDDI (Muscle Dysmorphic Disorder Inventory) erstellt (Zeeck et al. 2018).

Ätiologie Die Ätiologie der MD weist Parallelen zu klassischen Essstörungen auf und umfasst biologische, psychologische und soziale Faktoren. Genetische Studien deuten auf eine mögliche Vererbung von Anfälligkeiten für körperdysmorphe Störungen hin. Zudem bestehen Hinweise auf gemeinsame genetische Merkmale mit Zwangsstörungen. Darüber hinaus tragen psychologische Faktoren wie Perfektionismus, ästhetische Sensitivität und Ängstlichkeit zur Entwicklung von Muskeldysmorphie bei, während soziale Ursachen, einschließlich des Einflusses von medial vermittelten Schönheitsidealen und sozialen Vergleichen, ebenfalls eine entscheidende Rolle spielen (Pahr-Hosbach 2024).

2.3 Soziale Medien

Die Bezeichnung soziale Medien leitet sich vom englischen Begriff Social Media ab. Darunter werden digitale Plattformen verstanden, auf denen Nutzer Inhalte erstellen, teilen und miteinander interagieren können. Der Begriff „Social" bezieht sich auf die Vernetzung von Personen und den Austausch von Informationen durch das Teilen und Empfangen von Inhalten, während „Media" ein Kommunikationsinstrument bezeichnet – in diesem Fall das Internet. Social Media kann somit als Online-Kommunikationsmittel beschrieben werden, bei dem Kommunikation, Vernetzung und Informationsaustausch im Mittelpunkt stehen. Es umfasst eine Vielzahl digitaler Medien und Technologien, die von einer stetig wachsenden Zahl an Menschen intensiv genutzt werden. Durch die veröffentlichten Medien teilen Nutzende ihre Erfahrungen, Gedanken und Meinungen und erhalten Zugriff auf soziale und emotionale Unterstützung (Caplan und Purser 2019). Soziale Medien kreieren einen neuen Raum zwischen interpersonaler und massenmedialer Kommunikation (Schmidt 2018).

In diesem Buch werden sowohl der deutsche Begriff soziale Medien als auch die englische Bezeichnung Social Media verwendet, da Letztere mittlerweile international, wie auch im deutschsprachigen Raum etabliert ist.

2.3.1 Influencer

Influencer sind Personen, die in den SM auf einer oder mehreren Plattformen aktiv sind und dort einen hohen Bekanntheitsgrad erlangt haben (Altendorfer 2019,

S. 43). Die mediale Bekanntheit von Influencenden zeigt sich in ihrer hohen Reichweite, die durch eine große Followerzahl sowie eine kontinuierliche und frequente Präsenz in sozialen Medien manifest wird. Influencende genießen bei ihren Followern häufig ein hohes Maß an Wertschätzung, wodurch sie erheblichen Einfluss auf deren Identitätsentwicklung, gesellschaftliche Orientierung sowie Konsum- und Meinungsverhalten ausüben können. Als populäre Akteur:innen in sozialen Netzwerken erstellen sie regelmäßig themenspezifische, oftmals als authentisch wahrgenommene Inhalte, pflegen eine enge Interaktion mit ihrer Community und beeinflussen so nachhaltig individuelle Entscheidungen (Lou 2022, S. 3).

2.3.2 Einfluss von sozialen Medien auf die Entwicklung von Essstörungen in der Adoleszenz

Der Deutsche Bundestag (2024) hebt in einer Dokumentation den Zusammenhang zwischen der Nutzung sozialer Medien und dem Risiko für Essstörungen hervor. Die ständige Konfrontation mit idealisierten Körperbildern auf Plattformen wie Instagram und TikTok kann zu negativem Selbstbild, geringem Selbstwertgefühl und gestörtem Essverhalten führen. Einflussreich sind vor allem Inhalte von Influencerinnen und Influencern, die Diäten oder extreme Fitnessprogramme bewerben. Auch Cybermobbing und gesellschaftlicher Druck verstärken das Risiko. Daher wird die Bedeutung von Prävention, Aufklärung und einem reflektierten Umgang mit sozialen Medien betont, um die psychische Gesundheit zu schützen.

Nachfolgend werden ausgewählte Studien vorgestellt, die sich mit dem Einfluss sozialer Medien auf Essstörungen auseinandersetzten.

Sidani et al. erforschten den Zusammenhang zwischen sozialer Mediennutzung und Essstörungen bei 1765 jungen Erwachsenen (19–32 Jahre) in einer repräsentativen Querschnittserhebung in den USA. Mithilfe validierter Skalen (SCOFF, ESP) wurden Essstörungssymptome erfasst, während die Nutzung sozialer Medien nach Dauer und Häufigkeit analysiert wurde. Die Ergebnisse zeigen eine signifikante, positive Korrelation: Intensivere Nutzung Sozialer Medien geht mit einem erhöhten Risiko für Essstörungen einher – unabhängig von der Messmethode (2016).

Hinojo-Lucena et al. untersuchten den Zusammenhang zwischen problematischer Internetnutzung (PIU) und Essstörungen bei Studierenden durch eine systematische Literaturübersicht und Meta-Analyse. Dazu wurden 12 Studien identifiziert, von denen 10 mit insgesamt 16.520 Teilnehmenden in die Meta-Analyse einflossen. Analysiert wurden verschiedene Essstörungen, unter anderem Anorexia nervosa und Bulimia nervosa. Die Ergebnisse zeigen, dass Studierende mit PIU signifikant häufiger Essstörungen aufweisen. Die Meta-Analyse bestätigt zudem, dass problematische Internetnutzung als Prädiktor für Essstörungen betrachtet werden kann. Die Autoren betonen die Notwendigkeit präventiver Maßnahmen bereits im Kindes- und Jugendalter, um möglichen negativen Auswirkungen entgegenzuwirken (2019).

Yurtas-Deptoylu et al. analysierten den Zusammenhang zwischen sozialer Medienabhängigkeit, Orthorexia nervosa (ON), Essverhalten und Körperbild bei Jugendlichen. An der Querschnittsuntersuchung nahmen 1232 Oberstufenschüler:innen teil. Die Ergebnisse zeigen, dass Mädchen signifikant stärker von sozialer Medienabhängigkeit betroffen waren als Jungen. Ein positives Körperbild war mit geringerer sozialer Medienabhängigkeit assoziiert, während eine ausgeprägte Abhängigkeit mit einem höheren Risiko für Essstörungen und ON korrelierte. Besonders Jugendliche, die regelmäßig ernährungsbezogene Inhalte in sozialen Medien konsumierten, wiesen ein erhöhtes Risiko für gestörtes Essverhalten auf (2022, S. 3733).

Imperatori et al. ermittelten den Zusammenhang zwischen sozialer Medienabhängigkeit (SMA), Muskeldysmorphie (MD) und Essstörungen (ED) bei 721 jungen Erwachsenen. Basierend auf der Hypothese, dass die Exposition gegenüber idealisierten Körperbildern in sozialen Medien Körperunzufriedenheit verstärken und Essstörungen begünstigen könnte, wurden Selbstauskunftsbögen zu SMA, MD und ED-Symptomen verwendet. Die Ergebnisse zeigten einen signifikanten Zusammenhang zwischen SMA und ED-Symptomen, der teilweise durch MD-Symptome vermittelt wurde (2021).

Ganson et al. untersuchen den Zusammenhang zwischen der Nutzung moderner Bildschirmtechnologien und Symptomen von Muskeldysmorphie (MD). Ziel war es herauszufinden, ob und in welchem Ausmaß die Bildschirmzeit einen Einfluss auf die genannten Symptome hat. Hierfür wurden Daten aus der Canadian Study of Adolescent Health Behaviors mit insgesamt 2538 Teilnehmern analysiert. Die Ergebnisse zeigen, dass eine erhöhte Gesamtbildschirmzeit sowie vermehrtes Texten sowohl bei Männern als auch bei Frauen mit stärkeren MD-Symptomen korrelieren. Jedoch ergaben sich geschlechtsspezifische Variationen in den Auswirkungen einzelner Bildschirmmodalitäten: Bei Frauen war insbesondere Video-Chat signifikant mit MD-Symptomen assoziiert, während bei Männern die Nutzung sozialer Medien den stärksten Zusammenhang aufwies (2023).

Die in diesem Kapitel ausgewählten Studien verdeutlichen den Zusammenhang zwischen der Nutzung sozialer Medien und der Entstehung bzw. dem Risiko einer Essstörung bei jungen Menschen. In Kap. 4 werden diese Zusammenhänge genauer untersucht.

3 Theoretische Ansätze zur Untersuchung des Einflusses sozialer Medien auf die Entstehung von Essstörungen bei Jugendlichen

Um den Einfluss sozialer Medien auf Jugendliche systematisch zu erfassen und vor allem, um ihn zu erklären und zu verstehen, sind theoretische Modelle unerlässlich. Sie helfen dabei, die komplexen Wechselwirkungen zwischen Medieninhalten, individueller Entwicklung und gesellschaftlichen Rahmenbedingungen zu analysieren. Durch die Kombination dieser Modelle lassen sich differenzierte Erklärungen für die Chancen und Risiken sozialer Medien im Jugendalter ableiten. In diesem Kapitel werden ausgewählte Modelle vorgestellt.

3.1 Uses-and-Gratifications-Modell

Der Uses-and-Gratifications-Ansatz (UGA) ist eine Forschungsstrategie in der Kommunikationswissenschaft, die in den 1970er-Jahren als Reaktion auf traditionelle Medienwirkungsforschung entwickelt wurde (Katz et al. 1973). Während die klassische Medienwirkungsforschung sich auf die Frage konzentriert, „Was machen die Medien mit den Menschen?", stellt der Uses-and-Gratifications-Ansatz die Frage: „Was machen die Menschen mit den Medien?"

Der Ansatz betont, dass Nutzende aktiv und bewusst Medien auswählen, um bestimmte Bedürfnisse zu erfüllen oder Gratifikationen zu erlangen, etwa Unterhaltung, Information, soziale Interaktion oder persönliche Identitätsbildung (Katz et al. 1973; Ruggiero 2000).

S. Pahr-Hosbach et al., *Der Einfluss sozialer Medien auf Körperwahrnehmungsstörungen*, essentials,
https://doi.org/10.1007/978-3-662-73077-5_3

Die folgende Tabelle zeigt eine strukturierte Verknüpfung der zentralen Elemente des Uses-and-Gratifications-Ansatzes (UGA) nach Hugger (2008) mit Aspekten zur Social-Media-Nutzung Jugendlicher im Kontext von Essstörungen und Muskeldysmorphie.

Zentrales Element des UGA	**Beschreibung nach Hugger (2008)**	**Bezug zur Social-Media-Nutzung Jugendlicher**
1. Aktive Rolle der Mediennutzenden	Mediennutzende werden als aktive, selbstbestimmte Individuen verstanden, die bewusst Inhalte aus der Vielzahl verfügbarer Angebote auswählen.	Jugendliche gestalten ihren Medienkonsum aktiv, indem sie gezielt Social-Media-Inhalte auswählen, die bestimmte Emotionen oder Bedürfnisse ansprechen. Wenn sie Inhalte konsumieren, die idealisierte Körperbilder zeigen, kann dies bestehende Unsicherheiten verstärken. Diese selektive und wiederholte Auseinandersetzung mit perfektionistischen Körperdarstellungen kann die Internalisierung unrealistischer Schönheitsnormen fördern und somit das Risiko für Essstörungen oder Muskeldysmorphie erhöhen (Hugger, 2008; Dingemans et al., 2023)
2. Bedürfnisse und Gratifikationen	Die Medienwahl erfolgt aufgrund erwarteter Gratifikationen – zur Bedürfnisbefriedigung durch Unterhaltung, Information, soziale Interaktion oder Identitätsbildung.	Jugendliche nutzen Social Media häufig, um soziale Zugehörigkeit und Anerkennung zu erfahren oder um Vorbildern zu folgen. Diese Nutzung kann soziale oder emotionale Lücken füllen, birgt aber Risiken: Wenn Wertschätzung an körperliche Attraktivität gekoppelt wird, kann der Wunsch nach Anerkennung zu ungesunden Körperidealen führen. Dadurch kann Social-Media-Nutzung zur Entwicklung von Essstörungen beitragen, insbesondere wenn Likes oder Follower-Zahlen als Maßstab für Selbstwert dienen (Hugger, 2008; Perloff, 2014; Dingemans et al., 2023)
3. Sozialer und interpretativer Prozess	Mediennutzung ist ein sozialer und interpretativer Prozess, bei dem Inhalte individuell gedeutet und mit Bedeutung versehen werden.	Jugendliche interpretieren Social-Media-Inhalte im Kontext ihrer persönlichen Erfahrungen und sozialen Umgebung. Wenn in sozialen Medien wiederholt schlanke oder muskulöse Körper als erstrebenswert dargestellt werden, kann dies die Selbstwahrnehmung beeinflussen. Die subjektive Interpretation dieser Botschaften kann zur Verstärkung negativer Körperbilder führen, was wiederum das Risiko für gestörtes Essverhalten oder Muskeldysmorphie erhöht (Hugger, 2008; Perloff, 2014; Dingemans et al., 2023).

3.2 Elaboration Likelihood Model (ELM)

Das Elaboration-Likelihood-Modell (ELM) beschreibt zwei unterschiedliche Routen der Informationsverarbeitung, über die persuasive Kommunikation Einstellungen verändern kann (Petty und Cacioppo 1984):

- Der **zentrale Weg** basiert auf sorgfältiger, kognitiver Verarbeitung von Argumenten, wenn die Person sowohl motiviert als auch fähig ist, die Botschaft zu reflektieren. Einstellungen, die so verändert werden, sind stabil, widerstandsfähig gegenüber Gegenargumenten und voraussagend für das Verhalten.
- Der **periphere Weg** erfolgt über weniger gedanklichen Aufwand, wobei Einstellungen durch oberflächliche Hinweise wie die Attraktivität der Quelle oder einfache Heuristiken beeinflusst werden. Diese Einstellungen sind weniger stabil und weniger verhaltensbestimmend.

Motivation und Kompetenz sind entscheidend für den Weg der Überzeugung. Persönliche Relevanz, kognitive Fähigkeit und Ablenkungen beeinflussen, ob zentrale oder periphere Verarbeitung erfolgt. Variablen wie Quellenexpertise oder Stimmung können unterschiedliche Rollen spielen.

Tailoring und Matching

- **Tailoring** bezeichnet die Anpassung von Botschaften an individuelle Charakteristika und Bedürfnisse zur Steigerung der Wirksamkeit. Dies kann die Beachtung und Verarbeitung der Botschaft sowie die Einstellungsänderung erhöhen.
- **Matching** betrifft die Anpassung an spezifische Merkmale wie Persönlichkeit oder kognitive Stile und kann sowohl die Elaborationshöhe als auch die positive Bewertung der Botschaft fördern.

Studien zeigen, dass individuell zugeschnittene Botschaften stärker beachtet werden, zu intensiverer Verarbeitung führen und bessere Verhaltensabsichten erzeugen. Influencer nutzen das Elaboration-Likelihood-Modell (ELM), indem sie Inhalte über zwei Routen vermitteln: Zentral bieten sie originelle, informative Posts mit hohem Informationsgehalt, die zur kritischen Auseinandersetzung anregen. Peripher wirken sie durch äußere Merkmale wie Attraktivität, Vertrauenswürdigkeit und soziale Präsenz, die insbesondere bei geringer Motivation und Komepetnz der Follower zu Beeinflussung führen (Farivar et al. 2023).

3.3 Social Comparison Theory (Theorie des sozialen Vergleichs)

Individuen nutzen soziale Vergleiche, um Unsicherheiten zu verringern und ein besseres Verständnis ihrer eigenen Fähigkeiten und ihres sozialen Status zu gewinnen (Festinger 1954). Diese Prozesse sind besonders relevant für das subjektive Wohlbefinden.

Menschen neigen dazu, sich mit Mitgliedern einer für sie relevanten sozialen Gruppe zu vergleichen, um ihre Unsicherheiten abzubauen und ein besseres Verständnis ihrer eigenen Identität zu erlangen (Raab et al, 2010). SM bieten eine Plattform für permanente soziale Vergleiche (Vogel et al. 2015). Nutzende haben jederzeit Zugang zu den Darstellungen der Erlebnisse und Erfolge ihrer Peers, was die Tendenz zu fortwährenden, oft ungesunden sozialen Vergleichen verstärkt. Jordan et al. (2011) stellten fest, dass Personen oft die positiven Erlebnisse ihrer Mitmenschen überbewerten und deren negative Erlebnisse nicht ausreichend wahrnehmen. Diese verzerrte Sichtweise wird durch die gezielte Selbstdarstellung, die auf sozialen Medien stattfindet, noch weiter verstärkt (Reagle 2015).

Aufwärtsgerichtete Vergleiche mit vermeintlich überlegenen Personen können Frustration auslösen über das eigene Körperbild und/oder dazu motivieren sich dem Vorbild anzupassen (Harrison 2001; Bonfanti et al., 2025). Diese negativen Emotionen manifestieren sich potenziell in maladaptiven Verhaltensweisen wie restriktivem Essverhalten oder übermäßigem Fitnessdrill, die mit Essstörungen und Muskeldysmorphie einhergehen können.

3.4 Maslowsche Bedürfnishierarchie

Die Maslowsche Bedürfnishierarchie, oft als Pyramide dargestellt, beschreibt die Bedürfnisse von Menschen in aufeinanderfolgenden Ebenen, die laut Maslow nacheinander befriedigt werden müssen, vom Grundlegendsten bis zum Komplexesten (Abb. 3.1)

SM beeinflussen besonders die oberen Ebenen der Maslowschen Pyramide, insbesondere die sozialen und Individualbedürfnisse. Plattformen wie Instagram und Facebook bieten eine Umgebung, in der soziale Bestätigung und Anerkennung eine große Rolle spielen, was direkt mit den Wertschätzungsbedürfnissen verbunden ist.

Erfüllung sozialer Bedürfnisse Jugendliche und Erwachsene nutzen soziale Medien oft, um soziale Verbindung und Zugehörigkeit zu suchen. Unterstützt wird die Erfüllung dieses Bedürfnisses vor allem durch die freundschaftliche und vertraute

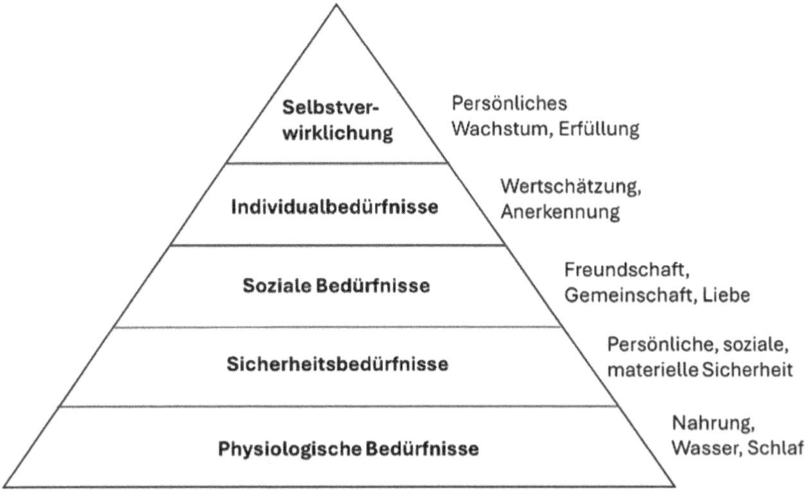
Selbstver-
wirklichung
Persönliches
Wachstum, Erfüllung
Individualbedürfnisse
Wertschätzung,
Anerkennung
Soziale Bedürfnisse
Freundschaft,
Gemeinschaft, Liebe
Sicherheitsbedürfnisse
Persönliche, soziale,
materielle Sicherheit
Physiologische Bedürfnisse
Nahrung,
Wasser, Schlaf

Abb. 3.1 Maslowsche Bedürfnishierarchie. (Quelle: eigene Darstellung)

Wortwahl der Influencenden. Damit vermitteln sie den Nutzenden ein Gefühl der Dazugehörigkeit. Diese wiederrum sehen möglicherweise Idealisierungen von Freunden oder Influencenden, die sie als angestrebten Standard internalisieren. Negative soziale Vergleiche oder das Gefühl, nicht dazuzugehören, können diese Bedürfnisse untergraben und zu Essstörungen oder Körperschemastörungen beitragen.

Wertschätzungsbedürfnisse Die Suche nach Anerkennung und Selbstwert auf sozialen Medien kann zu einem Risiko werden, wenn Nutzende versuchen, durch die Anpassung ihres Körpers an unrealistische Schönheitsstandards Bestätigung zu erlangen. Likes und positive Kommentare können als Maßstab für sozialen Erfolg und persönliche Wertschätzung angesehen werden.

Selbstverwirklichung Schwierigkeiten bei der Erfüllung von Bedürfnissen auf den vorherigen Ebenen können die Fähigkeit beeinträchtigen, höhere Selbstverwirklichungsziele zu erreichen.

Insgesamt kann die Maslowsche Bedürfnispyramide erklären, warum Personen Essstörungen und Muskeldysmorphie entwickeln können, wenn soziale und wertschätzende Bedürfnisse durch die verzerrten Darstellungen auf sozialen Medien unerfüllt bleiben.

Analyse zur Nutzung von sozialen Medien als Ursache von ausgewählten Essstörungen in der Adoleszenz – empirische Untersuchungen

4

Das folgende Kapitel fasst zwei Abschlussarbeiten zusammen, mit den Themen:

- Muskeldysmorphie in der Adoleszenz. Können die sozialen Medien ein Auslöser sein?
- Ausgewählte Essstörungen in der Adoleszenz – Welchen Einfluss haben die sozialen Medien?

Beide Arbeiten setzten sich mit dem Einfluss von Influencenden auf der Social Media-Plattform Instagramm auf die Entstehung von Essstörungen und Muskeldysmorphie auseinander. In jeder Arbeit wurden gezielt je 20 Beiträge von je 5 Influencenden anhand vorab festgelegter Kriterien untersucht. Dementsprechend unterscheiden sich diese beiden Arbeiten grundlegend von den in Abschn. 2.3.2 erörterten Studien, die den Einfluss sozialer Medien auf die Entwicklung von Essstörungen bei Jugendlichen überwiegend durch die Analyse des Verhaltens oder die Eigenaussagen der betroffenen Individuen explorierten. Im Gegensatz dazu bieten die hier besprochenen Arbeiten eine differenzierte Perspektive, indem sie konkret die Darstellung der Influencenden anhand definierter Aspekte untersuchen und damit alternative methodologische Ansätze und konzeptionelle Rahmenbedingungen verwenden, um den vielfältigen Wechselwirkungen zwischen Social Media und psychologischen Gesundheitsproblemen nachzugehen. Diese Ansätze erweitern das Verständnis des komplexen Zusammenspiels dieser Faktoren, indem sie zusätzliche Dimensionen und Einflüsse berücksichtigen, die in früheren Untersuchungen unzureichend beleuchtet wurden.

S. Pahr-Hosbach et al., *Der Einfluss sozialer Medien auf Körperwahrnehmungsstörungen*, essentials,
https://doi.org/10.1007/978-3-662-73077-5_4

4.1 Methodik und Zielsetzung

Ziel dieser Untersuchungen war es, die Mechanismen und Ausmaße der Zusammenhänge sozialer Medien und der Entstehung von Essstörungen (ES) und Muskeldysmorphie (MD) bei Jugendlichen zu verstehen, um effektive Präventions- und Interventionsstrategien zu entwickeln. Die Forschungsfragen lauten:

1. Welchen Einfluss hat Instagram auf die Entwicklung ausgewählter Essstörungen und Muskeldysmorphie in der Adoleszenz?
2. Inwieweit spielen die Ernährungskommunikation auf Instagram und die Darstellung idealisierter Körper hierbei eine Rolle?

Um die gestellten Forschungsfragen fundiert zu beantworten, wurde eine qualitative Inhaltsanalyse ausgewählter Instagram-Accounts durchgeführt. Da Instagram die höchste Nutzungsrate unter den 14- bis 29-Jährigen verzeichnet (Statista 2024), konzentrierte sich die Studie gezielt auf diese Plattform. Die Analyse orientierte sich dabei an der Methodik von Kuckartz (2022), die eine strukturierte Untersuchung von Textmaterial durch die Entwicklung und Anpassung von Kategorien ermöglicht. Diese Methodik eignet sich hervorragend, um soziale Realitäten zu erfassen sowie relevante Strukturen und Deutungsmuster aufzudecken (Flick et al. 2007, S. 14).

Der prozessuale Ansatz der qualitativen Inhaltsanalyse gliedert sich in sieben Phasen:

1. Planung: Forschungsfrage formulieren, Material auswählen
2. Material sichten: Erste Auseinandersetzung, Textstellen markieren
3. Kategorien entwickeln: Hauptkategorien deduktiv und induktiv ableiten
4. Codieren: Material systematisch kategorisieren
5. Kategorien verfeinern: Anpassung und Ergänzung während des Codierens
6. Auswerten: Analyse der Kategorien und Muster im Material
7. Interpretieren: Ergebnisse kontextualisieren und darstellen (Kuckartz und Rädiker 2022, S. 113).

Während des gesamten Analyseprozesses bleibt die Forschungsfrage im Mittelpunkt, wobei der Ansatz flexibel genug gestaltet ist, um auch unerwartete Entdeckungen zuzulassen, die zu neuen Einsichten im Forschungsfeld führen können (Bubolz-Lutz et al. 2010, S. 93).

4.2 Auswahlkriterien und Analyseverfahren der Instagram-Accounts

Die Untersuchungen zielten darauf ab, die Interaktion zwischen Social Media (SM) und Essstörungen (ES) während der Adoleszenz zu verstehen. Dazu wurden je fünf Influencende pro Untersuchung aus den Bereichen Ernährung, Fitness und Unterhaltung ausgewählt, um eine repräsentative Bandbreite von Persönlichkeiten abzudecken. Die Auswahl der Influencenden basierte auf deren großer Reichweite sowie den spezifischen Geschlechterrollen, die sie in ihren jeweiligen Bereichen vertreten: Weibliche Influencende wurden aufgrund der höheren Prävalenz von Essstörungen bei Frauen gewählt, während männliche Influencende aufgrund der häufigeren Ausprägung von Muskeldysmorphie bei Männern berücksichtigt wurden. Ein gemeinsames Merkmal aller ausgewählten Influencenden war ihre Kooperation mit Herstellern von Nahrungsergänzungsmitteln, was zusätzlich auf ihre erhebliche Verbreitung in sozialen Netzwerken hinweist.

Für die Analyse wurden 20 Beiträge pro Influencenden für das Jahr 2024 ausgewählt, um aktuelle Inhalte zu untersuchen. Die Beiträge umfassen Ernährungsempfehlungen, Fitnesstipps, Aufklärungsbotschaften und Produktwerbung, was eine umfassende Untersuchung der Interaktion zwischen Influencenden und ihrer Community ermöglicht. Insgesamt wurden 200 Bilder oder Videos archiviert. Stories wurden ausgeschlossen, da ihre Interaktionen nicht öffentlich einsehbar sind. Relevante Community-Interaktionen, insbesondere Kommentare, wurden dokumentiert, um die Reaktionen der Follower zu verstehen.

Die Analyse konzentrierte sich auf die Identität, das Alter, die Anzahl der Follower und die Gesamtanzahl der Beiträge der Influencer. Profilbeschreibungen lieferten Informationen über Interessen, Werte und Ziele. Aufrufe und Likes wurden quantifiziert, um die Community-Reaktionen zu verstehen. Besondere Aufmerksamkeit galt den Bildunterschriften, um die kommunizierten Botschaften zu erfassen. Die Interaktion der Community wurde durch Kommentare untersucht, um den Kommunikationsstil der Influencer zu analysieren.

Diese Methode ermöglicht ein fokussiertes, effizientes und praktikables Verständnis der potenziellen Auswirkungen von SM auf die psychische Gesundheit während der Adoleszenz.

4.3 Darstellung der Ergebnisse

In den folgenden beiden Kapiteln werden die Ergebnisse beider Untersuchungen abgebildet.

4.3.1 Ergebnisse zur Untersuchung: Muskeldysmorphie in der Adoleszenz. Können die sozialen Medien ein Auslöser sein?

Zunächst werden die Interaktionen der Influencer und der Community in Abb. 4.1 kurz dargestellt. Diese Daten wurden an einem Stichtag erhoben.

Zur Analyse des Einflusses sozialer Medien auf die Entstehung einer Muskeldysmorphie wurden folgende in Abb. 4.2 dargestellten Kategorien basierend auf der strukturierten Inhaltsanalyse nach Kuckartz gebildet:

Insgesamt wurden 100 Beiträge unter dem Aspekt Muskeldysmorphie analysiert, von denen 74 als inhaltlich relevant eingestuft wurden. In der Kategorie 12 „Sonstiges" eingestufte Beiträge wurden im weiteren Verlauf der Arbeit nicht weiter berücksichtigt, da sie nur begrenzte Einblicke in den Einfluss von SM auf die Entwicklung einer MD in der Adoleszenz bieten.

Mit der Kategorie **Muskelausprägung** wurden 74 % aller Beiträge codiert. Sie machte bei allen Influencenden etwa die Hälfte der Beiträge aus, bei Influencer I_MD_4 wurden alle Beiträge mit dieser Kategorie codiert. Die Ausprägung der beiden Subkategorien tritt nahezu parallel auf. In den meisten Fällen wird diese Muskelausprägung durch ein oberkörperfreies Auftreten besonders zum Vorschein gebracht. Alle Influencer nutzen dieses Auftreten.

Die Kategorie **Körpervergleiche** wurde 14-mal codiert. Hauptsächlich wurden Vergleiche mit anderen Personen dargestellt. Selbstvergleiche treten deutlich seltener auf. Hier wurden überwiegend indirekte Vergleiche mit anderen

Influencer	Follower	Beiträge	Durchschnittliche Likes pro Beitrag
I_MD_1	23.623.058	2111	1.587.874
I_MD_2	8.581.583	2002	532.269
I_MD_3	8.154.589	8438	31.527
I_MD_4	4.969.043	2556	127.315 (2 Bilder: keine Like- Angabe)
I_MD_5	4.874.504	677	565.449

Abb. 4.1 Interaktionen der ausgewählten Influencer. (Quelle: https://www.instagram.com/ 15.04.2024)

Hauptkategorie	Definition	Subkategorie	Definition
K1: Muskelausprägung	Analyse der Muskelpräsentation und Idealvorstellung	Muskeldefinition	Analyse der Muskelpräsentation und Idealvorstellung
		Muskelmasse	Feststellung vermehrter Muskelmasse
K2: Körpervergleiche	Vergleich des eigenen Körpers mit anderen	Vergleich zu anderen	Vergleich des eigenen Körpers mit anderen
		Selbstvergleich	Vergleich mit dem eigenen Körper
K3: Fitnesspraktiken	Vorstellung spezifischer Fitnessübungen	Fitnessübung	Präsentation spezifischer Übungen
		Posieren	Präsentation der Muskeln
		Trainingsempfehlungen	Empfehlungen zum Trainingsplan
K4: Diätverhalten	Ernährungs-gewohnheiten und Diäten	Ernährung	Einblicke in die tägliche Ernährung
		Makro- und Mikronährstoffe	Empfehlungen für Nährstoffe
		Nahrungsergänzungsmittel	Empfehlungen für NEMs
K5: Körperbildbotschaften	Botschaften zum Körperbild	Positiv	Botschaften der Selbstakzeptanz
		negativ	Negative Aspekte der Selbstakzeptanz
K6: Filter/ Bearbeitung	Bearbeitung von Bildern und Videos	Filter	Nutzung von Filtern zur Betonung der Muskeln
		Lichteinstellungen	Nutzung von Lichteinstellungen zur Hervorhebung der Muskeln
K7: Interaktion mit der Community	Interaktion mit der Community, insbesondere in Bezug auf Fragen zur Körperwahr-nehmung und Selbstfürsorge	Reaktion auf Kommentare	Reaktionen auf Kommentare der Community
		Community Challenges	Herausforderungen oder Wettbewerbe
		Fragen	Fragen an die Community zur Bindungsaufbau
		Werbung	Werbung für bestimmte Produkte
K8: Risikofaktoren der MD	Einblicke zu Muskeldys-morphie	negative Kritik zum Aussehen	Erfahrungen mit negativer Kritik
		Psychologische Belastung	Psychische Belastungen durch Körperideal
		Umgang mit Selbstzweifeln	Empfehlungen für den Umgang mit Selbstzweifeln
K9: Bekräftigung zur Selbstfürsorge	Förderung von Selbstfürsorge und gesundem Körperbild	Botschaften zur Förderung zur Selbstakzeptanz	Erfahrungen mit negativer Kritik
		Ratschläge für Wohlbefinden, Selbstakzeptanz und Gesundheit	Empfehlungen für die Gesundheit
		Umgang mit Selbstzweifeln	Empfehlungen für den Umgang mit Selbstzweifeln
K10: Sprachverhalten	Sprachliche Formulierung und Strukturierung	Motivierende Ansprache	Motivierende Ansprache zur Fitness und Diäten
		Freundschaftliche Ansprache	Aufbau einer Vertrauensbasis durch freundschaftliche Ansprache
		Neutrale Ansprache	Neutrale Ansprache ohne Beeinflussung
K11: Interaktionen der Community	Reaktionen der Community auf Beiträge	Vorbild	Wunsch der Community, wie der Influencer auszusehen
		Ratschläge	Fragen nach Tipps zur Ernährung und Training
		Vergleich	Vergleich der Community mit dem Influencer
		Vorsicht/Angst	Betonung der Community, dass das Verhalten nicht gesund ist
K12: Sonstige	Bilder ohne Bezug zum Thema (Muskeldysmorphie, Training oder Ernährung)		

Abb. 4.2 Kategoriensystem. (Quelle: eigene Darstellung)

FitnessInfluencenden geteilt. Die Gegenüberstellung der Influencer kann auf den Betrachter als Vergleich wirken.

Die Kategorie **Fitnesspraktiken** wurde 64-mal codiert. Es wurden überwiegend Fitnesspraktiken im Rahmen des Posierens geteilt, seltener konkrete Einblicke in eine Trainingseinheit. Ganze Trainingspläne oder konkrete Empfehlungen wurden nicht ausgesprochen. In dieser Kategorie fiel insbesondere auf, dass die Mehrheit der Beiträge der Subkategorie Posieren zugeordnet werden konnte. Dabei liegt der Schwerpunkt vor allem auf der visuellen Darstellung der bisherigen Trainingserfolge, hauptsächlich in Form der Betonung der Muskelmasse.

Die Kategorie **Diätverhalten** wurde neun Mal codiert. Die Influencer geben jedoch nur Einblicke und Anregungen zum Konsum von Nahrungsergänzungsmitteln. Informationen über die tägliche Ernährung oder Empfehlungen zu Mikro- und Makronährstoffen wurden nicht ausgesprochen. Die Empfehlung bzw. die Aussprache der eigenen Nutzung von Nahrungsergänzungsmitteln erfolgte meist über die Bildunterschriften, zum Beispiel in den Beiträgen:

- I 2; Bild 20: „*How do you recover? Anything special? My broski tips braza is - cold water/ sauna/ Massage/ salt bath/ magnesium/ and less stress lol - and supplements for maskles ofc*“. Hier spricht der Influencer die Nutzung von Magnesium zur Regeneration an.
- I 3; Bild 1: Der Influencer spricht hier über ein Nahrungsergänzungsmittel, welches die Fettverbrennung ankurbeln und die Kohlenhydrataufnahme blockieren soll. Er betont, er nehme dieses Produkt vor jedem Training.

In den analysierten Beiträgen sowie den Bildunterschriften und Kommentaren der Influencer wurde nur eine Aussage aus der Kategorie **Körperbildbotschaften** identifiziert. Die entsprechende Bildunterschrift lautet:

- „*What if i can look in the mirror being fully proud of who I am and what I've accomplished, while also seeing the potential to dig deeper than ever before.*“ In diesem Beitrag verdeutlicht der Influencer, dass er trotz seines bisherigen Erfolgs und seiner Errungenschaften nicht vollständig mit seinem aktuellen Körperbild zufrieden ist und sich nach weiterer Verbesserung sehnt.

Die Kategorie **Filter/ Bearbeitung** wurde 35-mal codiert. Filter sind in diesem Zusammenhang digitale Tools, die verwendet werden, um Bilder zu bearbeiten oder anzupassen, um das Erscheinungsbild für soziale Medien zu verbessern oder zu verfälschen. Lichteinstellungen werden von allen Influencenden verwendet, wohingegen die Verwendung von Filtern hauptsächlich von I_MD_2 verwendet wird. Die Lichteinstellungen und Filter werden verwendet, um die Muskulatur zu betonen. Der Lichteinfall wird meist von oben gewählt, wodurch ein deutlicher Schatten erzeugt wird, welcher die Muskulatur definierter und größer aussehen lässt und somit das Schönheitsideal des muskulösen Körpers vermehrt betont wird. Die Verwendung der Filter und Lichteinstellungen lässt die Vermutung entstehen, dass die Influencer ihre Beiträge ansprechender gestalten und bestimmte Inhalte (v. a. die Muskelausprägung) hervorheben wollen.

Die **Interaktion mit der Community** zeigt sich vor allem in Form von Fragen an die Community und in der Bewerbung von Produkten durch die Influencer. Reaktionen auf Kommentare sowie Challenges an die Community wurden nicht codiert. Beispielsweise werden Fragen an die Community gestellt wie:

- *„The question is can you remind yourself daily of the things u need to be working on and keep pushing at or will you always get distracted?“* (I 2; Bild 18),
- *„How do you recover? Anything special?“* (I 2; Bild 20),
- *„What percentage is my body fat?“* (I 4; Bild 2),
- *„Did you train today?“* (I 4; Bild 7), und
- *„Current Physique. Thoughts?“* (I 4; Bild 9).

Die Art der Werbung in den untersuchten Beiträgen umfasst hauptsächlich Produkte von verschiedenen Marken aus den Bereichen Sportbekleidung und Nahrungsergänzungsmittel.

Die ausgewählten Influencer thematisieren nicht ausdrücklich **Risikofaktoren der MD** oder MD als solches. Aus diesem Grund wurde diese Kategorie überhaupt nicht codiert.

Die Kategorie **Bekräftigung zur Selbstfürsorge** wurde lediglich zweimal von I_MD_2 angesprochen.

Das **Sprachverhalten** konnte 89-mal codiert werden. Alle Influencer verwenden eine neutrale Ansprache. Dennoch sind auch häufig motivierende Ansprachen zu finden.

Die Kategorie **Interaktionen der Community** wurde 71-mal codiert. Überwiegend sieht die Community die Influencer als Vorbilder und befragt diese nach Ratschlägen zum Training, zur Ernährung oder zu Nahrungsergänzungsmitteln. Der direkte Vergleich zum Influencer, sowie die Betonung der Vorsicht oder Angst tritt nur sehr selten auf. Unter allen Beiträgen betont die Community, dass sie die Influencer als Inspiration sehen. Um dies zu veranschaulichen, werden nun Kommentare aufgeführt, die diese Angaben enthalten:

- I 2; Bild 7: „*My dream is your body*“, „*you inspired me in so many ways*“
- I 3; Bild 9: „*Wanna be like you when i grow up*“
- I 3; Bild 19: „*Why you had to post this. Now i have to train for a second time today*“
- I 4; Bild 1: „*Jeff man i don't know what my life would be without you. Proly wouldnt [sic!] lift*“
- I 4; Bild 6: „*My Inspiration to start bodybuilding*“
- I 4; Bild 12: „*Whatever I am today is because of you. Thank you for my Inspiration. You will always be a* hero to me“
- I 4; Bild 16: „*I was 17 when i started lifting seriously because of you (...)*“
- I 5; Bild 5: „*I hope one day to be like you*“.

Die quantitative Verteilung der Hauptkategorien lässt darauf schließen, dass die analysierten Beiträge primär auf die Präsentation von Muskelausprägung, Fitnesspraktiken und die Interaktion mit der Community fokussieren. Themen wie Ernährungsverhalten, Körperbildbotschaften, Risikofaktoren für Muskeldysmorphie und Selbstfürsorge werden hingegen weitgehend vernachlässigt.

Die detaillierte Analyse der Instagram-Inhalte brachte mehrere zentrale Erkenntnisse hervor:

1. **Betonung der Muskulatur:** Visuelle Inhalte legen einen klaren Fokus auf die Muskulatur, häufig verstärkt durch gezieltes Posieren und der Einsatz spezieller Lichteffekte, um die muskuläre Ausprägung hervorzuheben.
2. **Motivierende Bildunterschriften**: Etwa ein Viertel der Bildunterschriften enthielt motivierende Botschaften, während der Rest neutral gehalten war. Dies unterstreicht die Wirksamkeit und den Einfluss der Influencer auf ihre Community.
3. **Interaktion der Community**: Die Kommentaranalyse offenbart, dass die Follower die Influencer oft als Vorbilder wahrnehmen, besonders hinsichtlich Training und Ernährung, während kritische Stimmen zu potenziell risikobehaftetem Verhalten selten zu verzeichnen waren.
4. **Fehlende Thematisierung von Muskeldysmorphie**: Das spezifische Thema Muskeldysmorphie wurde von den Influencern selbst nicht explizit angesprochen. Auch Themen wie Selbstfürsorge fanden nur selten Erwähnung.
5. **Interaktionsrate und Muskelbetonung**: Beiträge mit sichtbarer und markanter Oberkörpermuskulatur erzielten eine erhöhte Interaktionsrate in Form von Likes und Kommentaren.

Insgesamt lässt die Analyse erkennen, dass die Darstellung muskulöser Körperbilder auf Instagram eine starke Resonanz innerhalb der Zielgruppe erzielt, ohne dass dabei die Risikofaktoren wie Muskeldysmorphie thematisiert werden.

Zur Veranschaulichung der Community-Interaktionen werden exemplarisch Kommentare präsentiert, die den Vorbildcharakter der Influencer hervorheben. Die Influencer werden vor allem als Motivationsquelle wahrgenommen, oft um Rat gefragt oder als Vergleichsmaßstab genutzt:

- I 2; Bild 7: „My dream is your body", „you inspired me in so many ways"
- I 3; Bild 19: *„Why you had to post this. Now i have to train for a second time today"*
- I 2; Bild 5: *„Definitely the type of body I need. Please advise your workout plan?"*
- I 3; Bild 15: *„creatine or protein which is better to build muscle?"*
- I 5; Bild 5 *„Bro never disappoints to make me feel small and fat"*

4.3.2 Ergebnisse zur Untersuchung: Ausgewählte Essstörungen in der Adoleszenz – Welchen Einfluss haben die sozialen Medien?

Die folgende Abb. 4.3 gibt einen Überblick der Interaktionen der untersuchten Influencer.

Basierend auf der Analyse der 100 Beiträge wurden die folgenden in Abb. 4.4 dargestellten Kategorien gebildet.

Aus den 100 analysierten Beiträgen, wurden ausschließlich 85 als inhaltlich relevant klassifiziert. Die ausgesonderten Beiträge fielen unter die Kategorie 9 „Sonstiges" und wurden im weiteren Verlauf der Untersuchung nicht berücksichtigt, da

Influencer	Follower	Beiträge	Ø Likes der 20 Beiträge
I_ES_1	283.000	1.771	8.641
I_ES_2	105.000	642	2.973
I_ES_3	238.000	1.221	7.575
I_ES_4	104.000	274	5.187
I_ES_5	97.100	335	5.522

Abb. 4.3 Interaktion der ausgewählten Influencer. (Quelle: eigene Darstellung)

Hauptkategorie	Definition	Subkategorien	Definition
K1: Ernährungs-inhalte in den sozialen Medien	Verschiedene Arten von Ernährungsinhalten (z.B. Ernährungstipps, Diäten). Analyse der Häufigkeit und Art der Ernährungsinhalte	Ernährungstipps und Ratschläge	Weitergabe von Ernährungsempfehlungen oder Rezepte
		Produktwerbung	Präsenz von Produktwerbung in Bezug auf Lebensmittel oder Supplement
		Mikro- und Makronährstoffe	Empfehlungen zu Mikro- und Makronährstoffen geben
		Hashtags im Zusammenhang mit Ernährung und Diäten	Verwendung von Hashtags zu Ernährung und Diäten
		Ernährung und Fitness	Inhalte, die Ernährung und Fitness verbinden
K2: Fitnessinhalte in den sozialen Medien	Inhalte zu Fitness, körperlicher Aktivität und gesunden Lebensstilen.	körperliche Leistung	Darstellung körperliche Leistungsfähigkeit
		Posieren und körperliche Idealbilder	Darstellung von Körpern im Zusammenhang mit Fitness
		Trainingsmethoden und Technik	Präsentation von Trainingsmethoden und -techniken
K3: Einfluss auf die Wahrnehmung von Körperbildern	Inhalte, die Körperideale fördern oder kritisieren.	Idealisierte Körperbilder und Körperpräsenz	Stellen Influencerinnen ihren Körper als Ideal dar?
		Körperbild-Positivität	Inhalte, die eine positive Einstellung zum eigenen Körper fördern
		Körpervergleiche	Vergleichen Influencerinnen ihren Körper mit anderen
		Körperbildaussagen	Analyse der Botschaften zum Körperbild
K4: Interaktionen und Engagement	Interaktionen zwischen Influencerinnen und Followern, insbesondere zu Essverhalten und Körperwahrnehmung	Positive Nutzerkommentare	bewundert die Community die Influencerinnen?
		Negative Nutzerkommentare	Zeigt die Community, dass das Verhalten nicht gesund ist?
		Reaktion auf Kommentare	antworten die Influencerinnen auf Kommentare?
		Bitte um Ratschläge	fragt die Community nach Tipps zur Ernährung und zum Training?
		Bildunterschrift	Analyse der Verwendung von Bildunterschriften

Abb. 4.4 Kategorien. (Quelle: eigene Darstellung)

K5: Psychologische Auswirkungen	Emotionale Reaktionen und psychisches Wohlbefinden der Nutzer.	Angst vor Nahrungsmitteln	Analyse von Inhalten, die Angst vor bestimmten Nahrungsmitteln auslösen.
		Selbstakzeptanz	Teilen von Erfahrungen mit negativer Kritik
		Berichte über Essstörungen	Berichte über eigene Erfahrungen mit Essstörungen
K6: Influencer-Authentizität und Glaubwürdigkeit	Glaubwürdigkeit und Authentizität der Influencerinnen.	Produktsponsoring und Kooperationen	Analyse der beworbenen Produkte und deren Auswirkungen auf die Glaubwürdigkeit.
		Filter und Bearbeitung	Bearbeitung von Bildern und Videos und deren Auswirkung auf die Realitätsnähe.
K7: Gesundheits-bewusstsein und Prävention	Inhalte zur Förderung des Gesundheits-bewusstseins und der Prävention.	Förderung eines gesunden Lebensstils	Beiträge zur Förderung eines gesunden Lebensstils.
		Verweise auf Ressourcen für Essstörungen	verweisen Beiträge auf Ressourcen für Essstörungen?
		Diskussion über Risiken von Essstörungen und deren Auswirkungen	thematisieren Beiträge die Risiken von Essstörungen
K8: Sprache	Sprachliche Formulierung und Strukturierung von Informationen.	Motivierende Ansprache	Erfolgt die Kommunikation durch motivierende Ansprache
		Freundschaftliche Ansprache	Erfolgt die Kommunikation auf freundschaftlicher Ebene
		Neutrale Ansprache	Erfolgt die Kommunikation mit neutraler Sprache
K9: Sonstiges	Themen oder Inhalte, die nicht in die anderen Kategorien passen.		

Abb. 4.4 (Fortsetzung)

sie nur eine eingeschränkte Perspektive in den Einfluss von Instagram auf die Entwicklung von ES im Jugendalter bieten.

Die Kategorie **Ernährungsinhalte in den sozialen Medien** wurde insgesamt 57-mal codiert. Besonders häufig trat sie in Rezeptvideos auf, in denen Influencer Ernährungstipps zum Abnehmen gaben, Werbung für More Nutrition machten, die Makronährstoffe der Gerichte nannten und Hashtags zu Ernährung und Diäten nutzten, um die Reichweite zu steigern. Ernährungsratschläge und Tipps werden sowohl im Beitrag als auch in der Bildunterschrift gegeben, z. B. in den Beiträgen:

- | 5, Bild 13: „*Damit es uns einfacher fällt, in einem Kaloriendefizit zu essen, können wir ein paar Routinen in unseren Alltag einbauen! 1. Zucker sparen, 2. Proteine erhöhen, 3. Mehr Bewegung, 4. Mehr Gemüse, 5. Mehr Trinken*"
- | 2, Bild 15: „*[...] Toll wäre es also, wenn du täglich 2-2,5g Proteine pro kg Körpergewicht zu dir nimmst.*"
- | 4, Bild 6: „*- um abzunehmen musst du nicht unbedingt weniger essen, du solltest einfach schlauer essen*"

Die Kategorie **Fitnessinhalte in den sozialen Medien** wurde 37-mal codiert, und zwar am häufigsten aufgrund des Posierens und den körperlichen Idealbildern (33-mal). 13-mal wurden jedoch auch Einblicke in das Training, sowie Trainingspläne veröffentlicht. In den meisten Fällen konnten die Beiträge der Subkategorie „Posieren und körperliche Idealbilder" zugeordnet werden. Hierbei präsentierten die Influencerinnen ihre schlanken Körperformen oder bestimmte Muskelgruppen. Teilweise wurden jedoch auch konkrete Einblicke in das Training, sowie Trainingspläne z. B. von einer Cardioroutine veröffentlicht, um die Community zu motivieren und Tipps mitzugeben.

Der **Einfluss auf die Wahrnehmung von Körperbildern** wurde 55-mal codiert. Die Kategorie Körperbildbotschaften wurde bei allen Influencerinnen codiert, da alle Beiträge posten, in welchen sie ihren Körper präsentieren. Selten erschienen Beiträge, auf denen ausschließlich der Oberkörper oder das Gesicht zu sehen ist. Außerdem vergleichen sich alle mit ihrem früheren Körperbild und stellen dabei ihren jetzigen Körper als Ideal dar. Positive Körperbildbotschaften waren z. B., dass man seinen Körper akzeptieren und sich darin wohlfühlen sollte.

Insgesamt wurde die Kategorie **Interaktionen und Engagement** 85-mal, also in jedem relevanten Beitrag, codiert. Alle Beiträge enthielten dabei positive Nutzerkommentare. Negative Nutzerkommentare, traten ausschließlich bei twei Influencerinnen auf (insgesamt 14 mal). Bis auf zwei Beiträge, hatten alle Bilder eine Bildunterschrift, welche Hintergrundinformationen zum Inhalt des Beitrags lieferten. Die Bildunterschriften variieren stark und umfassen motivierende Botschaften, Rezept- und Trainingsvorschläge sowie persönliche Geschichten, Erfolge und Meinungen. In allen Beiträgen, betont die Community, dass sie den jeweiligen Influencer als Vorbild sehen und den Content inspirierend finden. Um dies zu veranschaulichen, werden im folgenden Beispielkommentare aufgelistet:

- | 5, Bild 1: „*Danke das du uns immer wieder motivierst & anspornst*"
- | 5, Bild 15: „*Du bist einfach bewundernswert*"
- | 4, Bild 7: „*Absolutes Vorbild*"
- | 5, Bild 16: „*Du bist so eine riesige Inspiration*"

- |1, Bild 18: *„motiviert einfach so sehr"*
- |3, Bild 8: *„Unfassbar tolle Message"*
- |3, Bild 19: *„Deine Geschichte ist wirklich sehr inspiriirend [sic!]"*
- |2, Bild 10: *„Du bist so ein tolles Vorbild"*
- |2, Bild 15: *„Du bist eine absolute Inspiration und Motivation"*

Auf diese Kommentare antworten die Influencerinnen fast immer mit den Worten *„Danke"*, *„freut mich"*, *„Gerne"* oder *„Das stimmt"*.

Allerdings treten auch negative Kommentare auf wie:

- |4, Bild 2: *„Girl, das ist eine Wettkampf-Diät und keine Alltagstaugliche Diät"*
- |4, Bild 4: *„[...] Ich fand es vorher schon schwer Wettkampf-Diäten und die Heilung von der ED zu kombinieren, aber zusätzlich noch Abnehmcontent."*
- |4, Bild 18: *„Wow bei den ganzen künstlichen Süßungsmitteln würde ich aufpassen. Nicht genutztes Insulin im Körper kann Diabetes verursachen"*
- |3, Bild 19: *„OMG! Dass ihr wirklich alle noch auf diese more kacke [sic!] rein fällt [sic!] [...]"*

In zwei Beiträgen konnte eine Bitte um Ratschläge in Bezug auf ihre Figur festgestellt werden:

- |5, Bild 1: *„Also hattest du broleme [sic!] mit dem Bauch usw? Oder wie hast du das in den Griff bekommen? Durch trainieren?"*
- |5, Bild 9: *„wie hast duso [sic!] dünne Beine bekommen?"*

Von seitens der Influencer, werden zudem teilweise Fragen an die Community gestellt, um die Interaktion zu fördern. Diese befinden sich immer in den Bildunterschriften:

- |2, Bild 18: *„Was ist euer körperliches Ziel fürs Jahr 2024?"*
- |1, Bild 10: *„Welches Rezept davon kennt ihr schon und welches wollt ihr noch ausprobieren?"*
- |1, Bild 11: *„Als Gewichte hab ich 2x 500ml Wasserflaschen genommen. Und ihr?"*

Die Kategorie **Psychologische Auswirkungen** wurde 28-mal codiert. 26-mal davon wurde die Subkategorie „Angst vor Nahrungsmitteln" in Rezeptvideos codiert. Drei Influencerinnen gaben jeweils in einem Beitrag an, früher an einer Essstörung gelitten zu haben. Die Selbstakzeptanz wurde nicht codiert. Die Tatsache, dass drei Influencerinnen damals selbst unter einer Essstörung litten, gaben sie alle in einem Beitrag preis, in welchem sie ihr früheres Körperbild ihrem jetzigen Körper gegenüberstellen.

Die Influencer-Authentizität und Glaubwürdigkeit wurde 54-mal codiert. Hauptsächlich, da die Influencer in sehr vielen Beiträgen Werbung für Produkte machen. Außerdem wurde die Subkategorie „Filter und Bearbeitung" bei allen Influencenden, mit einer Ausnahme, codiert. Die Art der Werbung in den ausgewählten Beiträgen, umfasst ausschließlich den Nahrungsergänzungsmittelhersteller More Nutrition und den Sportbekleidungshersteller Oace. Bei den Filtern und Lichteinstellungen erfolgt die Auswahl des Lichteinfalls in der Regel seitlich. Dadurch entsteht ein klarer Schatten, der die Muskeln deutlicher hervortreten lässt und somit das Schönheitsideal eines muskulösen, schlanken und definierten Körpers verstärkt.

Insgesamt 21-mal konnte die Kategorie **Gesundheitsbewusstsein und Prävention** codiert werden, und zwar ausschließlich aufgrund von Beiträgen, welche die mentale oder körperliche Gesundheit der Follower fördern. Aufklärungen oder Ressourcen für Essstörungen wurden nicht codiert. Alle Influencer verwenden Botschaften oder Beiträge, um die Gesundheit ihrer Follower zu fördern wie beispielsweise LiveWorkouts, Tipps oder Trainingspläne um die Follower zum Sport und mehr Bewegung zu motivieren. Drei der 5 Influencerinnen posten hauptsächlich Beiträge, um die mentale Gesundheit aufrechtzuerhalten, indem sie betonen, nicht zu wenige Kalorien zu essen, den eigenen Körper zu akzeptieren und damit glücklich zu sein.

Die Kategorie **Sprache** wurde 85-mal, also in jedem relevanten Beitrag, codiert. In 48 Beiträgen verwendeten die Influencer dabei eine freundschaftliche Ansprache, in 33 Beiträgen eine motivierende Ansprache und ausschließlich in 6 Beiträgen eine neutrale Ansprache an ihre Community. Eine freundschaftliche Sprache verwenden Influencer, wenn sie ihre Zuschauer von einem Rezept oder Ratschlag überzeugen möchten. Mit einer motivierenden Ansprache kommunizieren sie, wenn sie ihrer Community ihre eigene Erfolgsgeschichte erzählen, Trainingstechniken oder -tipps vermitteln oder zu etwas animieren wollen, z. B. Sport zu treiben oder zu „folgen".

Die quantitative Verteilung der Hauptkategorien deutet darauf hin, dass die analysierten Beiträge hauptsächlich auf Ernährungstipps und -ratschläge, die Darstellung idealisierter Körperbilder sowie die Interaktion innerhalb der Community konzentriert sind. Andere Themen wie Trainingseinblicke, Körperbildbotschaften, Selbstakzeptanz sowie Berichte oder Aufklärungen über Essstörungen erhalten dagegen wenig bis gar keine Aufmerksamkeit.

Die Bildunterschriften variieren stark und umfassen motivierende Botschaften, Rezept- und Trainingsvorschläge sowie persönliche Geschichten, Erfolge und

Meinungen. In den meisten Beiträgen, betont die Community, dass sie den jeweiligen Influencer als Vorbild sehen und den Content inspirierend finden.

Basierend auf der Analyse lassen sich vier wesentliche Erkenntnisse der Arbeit zusammenfassen:

1. **Thematische Fokussierung auf Ernährungsratschläge**: Die Beiträge konzentrieren sich stark auf die Förderung einer bestimmten Ernährungsweise, insbesondere durch die Reduktion von Zucker und die Erhöhung des Proteinanteils. Diese Empfehlungen zielen darauf ab, ein Bild von gesunder und ausgewogener Ernährung zu vermitteln, häufig unterstützt durch die Nutzung von Nahrungsergänzungsmitteln.
2. **Körperpräsentation und -inszenierung**: Die visuelle Darstellung durch gezieltes Posieren und den Einsatz von Lichttechniken und Filtern steht im Vordergrund. Diese Methoden werden angewendet, um den Körper als schlank, definiert oder muskulös zu präsentieren, was den aktuellen Schönheitsidealen entspricht.
3. **Vergleich mit früheren Körperbildern**: Ein prominenter Aspekt ist der Rückgriff auf frühere Körperbilder, die als nicht ideal dargestellt werden. Dies fördert narrative Körpervergleiche, die häufig im Zusammenhang mit Entwicklungsgeschichten stehen und den erreichten physischen Fortschritt betonen sollen.
4. **Produkteinbindung und Influencer-Glaubwürdigkeit**: Alle betrachteten Influencer bewerben aktiv Produkte von More Nutrition, was eine enge Verknüpfung zwischen der Rezeptvorstellung und Produktsponsoring suggeriert. Diese Praxis trägt zur Wahrnehmung ihrer Authentizität und Glaubwürdigkeit bei, beeinflusst aber gleichzeitig die Darstellung und Interpretation von Essstörungen, die fast immer mit Körpervergleichen assoziiert werden.

Diese Erkenntnisse veranschaulichen, wie Influencende durch ihre Inhalte bestimmte Schönheitsideale und Lebensweisen fördern und welche Rolle Produktsponsoring dabei spielt.

4.4 Beantwortung der Forschungsfragen

1. Welchen Einfluss hat Instagram auf die Entwicklung ausgewählter Essstörungen und Muskeldysmorphie in der Adoleszenz?

Die vorliegenden Arbeiten zeigen, dass Instagram durch die Präsentation idealisierter Körperbilder, Trainingsroutinen und Ernährungsratgeber zur Entwicklung von Essstörungen und Muskeldysmorphie in der Adoleszenz beitragen kann. Jugendliche neigen dazu, sich mit den dargestellten Körperidealen zu vergleichen und diese als Maßstab für Attraktivität zu übernehmen. Die Diskrepanz zwischen eigenem Körperbild und den auf Instagram gezeigten Darstellungen kann Unzufriedenheit, geringes Selbstwertgefühl und ungesunde Verhaltensweisen fördern. Darüber hinaus verstärken Filter und Bildbearbeitungen den Eindruck unerreichbarer Körperideale, was die Entstehung psychischer Belastungen zusätzlich begünstigt.

2. Inwieweit spielen die Ernährungskommunikation auf Instagram und die Darstellung idealisierter Körper hierbei eine Rolle?
Die auf Instagram verbreitete Ernährungskommunikation und Darstellung idealisierter Körper wirken als zentrale Einflussfaktoren auf die Wahrnehmung von Körpernormen. Influencer vermitteln Ernährungs- und Trainingsempfehlungen sowie Produktwerbung in einem emotional ansprechenden, persönlichen Stil und fördern dadurch die Identifikation der Follower mit den präsentierten Inhalten. Hashtags und algorithmische Verstärkung führen dazu, dass besonders auffällige und perfektionierte Darstellungen vermehrt sichtbar sind. Dies erhöht den sozialen Druck, bestimmten Idealen zu entsprechen. Durch den engen Austausch mit der Community und die Verwendung einer freundschaftlichen, motivierenden Sprache gewinnen Influencer zusätzlich Vertrauen und Autorität, was den Einfluss ihrer Botschaften auf das Körperbild und das Essverhalten Jugendlicher weiter verstärkt.

4.5 Limitationen

Die vorliegenden Arbeiten weisen Limitationen auf, welche die Ergebnisse beeinflussen, und bei der Interpretation berücksichtigt werden müssen. Eine Einschränkung war der begrenzte Zeitrahmen, der zusätzliche Methoden wie Interviews verhinderte, um die Zielgruppe direkt zu befragen und tiefere Einblicke zu gewinnen. Zudem wurde die Untersuchung auf eine Plattform und eine Altersgruppe begrenzt, was die Generalisierbarkeit der Ergebnisse einschränkt. Eine Untersuchung, die mehrere Plattformen und Altersgruppen einbezieht, wäre notwendig, um umfassendere Erkenntnisse zu gewinnen. Ein weiterer kritischer Punkt war die Unsicherheit, ob die analysierten Kommentare repräsentativ für die Zielgruppe sind, da keine direkte Befragung oder Validierung durchgeführt wurde. Darüber hinaus konnten private Interaktionen, wie beispielsweise „Direct Messages", „Stories" und gelöschte Kommentare, nicht erfasst werden, was die Erfassung des Nutzerverhaltens und der Wirkung der Beiträge einschränkt. Die Vergleichbarkeit mit anderen Studien war ebenfalls limitiert, da keine spezifischen Untersuchungen im hier relevanten Kontext existieren und verschiedene Methoden verwendet wurden.

Die Methode nach Kuckartz ist durch spezifische Einschränkungen gekennzeichnet, die trotz des systematischen Ansatzes bestehen. Sie ist subjektiv und abhängig von der Perspektive des Forschers. Die Auswahl von Codes und Kategorien ist variabel und kann subtile Bedeutungen oder kontextuelle Hinweise vernachlässigen. Die korrekte Anwendung der Methode erfordert Erfahrung und Fachwissen.

Implikationen für die Praxis 5

Die nachhaltige Modifikation dysfunktionaler Verhaltensmuster stellt für viele Betroffene eine erhebliche Herausforderung dar. Daher ist die frühzeitige Umsetzung von Präventionsstrategien entscheidend, um Essstörungen vorzubeugen. Obwohl die Ergebnisse aus Kap. 4 einen möglichen Zusammenhang zwischen der Nutzung sozialer Medien und der Entstehung von Essstörungen und MD zeigen, ist zu beachten, dass Essstörungen und MD meist multifaktoriell bedingt sind und selten durch einen einzelnen Faktor ausgelöst werden. Daher beziehen sich die in diesem Buch genannten Implikationen nicht ausschließlich auf soziale Medien, sondern auf das gesamte Spektrum möglicher Einflussfaktoren.

„Wichtig ist bei allen gesundheitsförderlichen Maßnahmen die Einbeziehung des gesamten Settings, das heißt sowohl der direkten und indirekten Adressatinnen und Adressaten (Kinder, Eltern, pädagogische Fachkräfte, Leitungspersonen) als auch der jeweiligen institutionellen Strukturen (zum Beispiel durch Fortbildungsmaßnahmen für Beteiligte und durch Gestaltung des Umfelds)“ (Lamers und Mann 2011). Essstörungen lassen sich nicht vollständig verhindern, doch Eltern, Lehrkräfte und andere Bezugspersonen können Kinder und Jugendliche in belastenden Lebensphasen unterstützen. Eine starke Selbstwahrnehmung und ausgeprägte Resilienz verringern das Risiko für dysfunktionales Essverhalten.

Die Förderung von Lebenskompetenzen – einschließlich Selbstbewusstsein, sozialer und emotionaler Fähigkeiten – spielt eine zentrale Rolle in der Prävention psychischer Erkrankungen. Sie befähigt junge Menschen, Belastungen zu bewältigen und gesellschaftliche Normen kritisch zu hinterfragen (Schuck und Schneider 2019).

S. Pahr-Hosbach et al., *Der Einfluss sozialer Medien auf Körperwahrnehmungsstörungen*, essentials,
https://doi.org/10.1007/978-3-662-73077-5_5

5.1 Implikationen auf der Mikroebene – Familie

Die folgenden drei Säulen zeigen Handlungswege für die elterliche präventive Unterstützung (Abb 5.1):

Säule 1: Verstehen der biologischen, psychischen und sozialen Herausforderungen der Adoleszenz

Die Adoleszenz ist durch tiefgreifende körperliche, psychische und soziale Veränderungen gekennzeichnet. Hormonelle Umstellungen, körperliche Reifung sowie die zunehmende Bedeutung der Peergroup gehen mit einer erhöhten Sensibilität für äußere Einflüsse einher – insbesondere in Bezug auf das Körperbild und Essverhalten.

Prof. Martin Meyer vom Psychologischen Institut der Universität Zürich erklärt im Umgang mit Jugendlichen „Man fordert eine Reife von ihnen ein, die sie aufgrund ihrer unreifen, im Umbau befindlichen Gehirne nicht haben“ (Meyer 2012, S. 7). Meyer rät daher Eltern, „ihre Funktion als Frontalhirnprothese“ anzunehmen und den Heranwachsenden „Struktur, Orientierung und emotionale Stabilität zu geben“ (Meyer 2012, S. 7). Um Jugendlichen in dieser Phase eine verlässliche Begleitung bieten zu können, ist es essenziell, dass Eltern ein grundlegendes Verständnis für diese biologischen und psychosozialen Entwicklungsprozesse entwickeln, um Entwicklungsverhalten, mögliche Rückzugsphasen oder Konflikte adäquat einordnen und begleiten zu können.

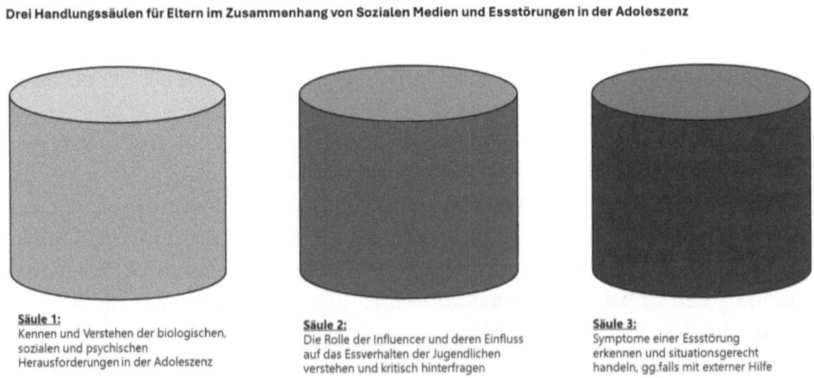

Abb. 5.1 Handlungssäulen. (Quelle: eigene Darstellung)

Weiterführende Literatur für Eltern:

Singh, M. K., Singh M. (2020). Die Adoleszenz verstehen. Ein Leitfaden für Eltern, Lehrer und Jugendliche. Unser Wissen Verlag

Jesper J. (2023). Es gibt keine unerreichbaren Jugendlichen! Wie wir mit unseren Kindern in Beziehung bleiben. Unterstützung während der Pubertät. Kösel

Säule 2: Kritische Auseinandersetzung mit der Rolle von Influencenden

Influencende nehmen als Vorbilder im digitalen Raum eine bedeutsame Rolle ein und wirken auf die Meinungs- und Identitätsbildung junger Menschen ein. Sie vermitteln vielfältige Vorstellungen von Körperidealen, Ernährung und Lebensstilen, die sowohl positive als auch herausfordernde Effekte haben können.

Für Eltern kann es hilfreich sein, sich gemeinsam mit den Jugendlichen mit diesen Einflüssen auseinanderzusetzen. Oft kann bereits ein offenes, wertschätzendes Gespräch über Inhalte aus den sozialen Netzwerken dazu beitragen, Unsicherheiten zu klären und Orientierung zu geben. Dabei genügt es häufig, Interesse zu zeigen, Fragen zu stellen und die Perspektive des Kindes ernst zu nehmen, ohne zu bewerten oder vorschnell zu urteilen. Auch wenn die eigenen Ansichten, von denen der Jugendlichen abweichen, können solche Gespräche ein wichtiger Anstoß dafür sein, kritisch über Medieninhalte und Vorbilder nachzudenken.

Die Erkenntnisse aus den Kap. 3 und 4 machen deutlich, wie zentral soziale Medien und Influencende für Jugendliche sind. Eltern können sich bewusst machen, dass sie mit ihrer Unterstützung und Offenheit bereits einen wertvollen Beitrag zur Prävention leisten – etwa indem sie Reflexionsprozesse anregen oder einen bewussten Umgang mit Medien vorleben. Neben dem Blick auf digitale Vorbilder ist ebenso der Einfluss des Freundeskreises bedeutsam. Eltern können diese Prozesse begleiten, indem sie Interesse für die Lebenswelt ihrer Kinder zeigen und Austausch ermöglichen.

Wichtig ist dabei: Schon kleine, wertschätzende Impulse seitens der Eltern können viel bewirken. Die Rolle der Eltern ist dabei keine der Kontrolle, sondern der Begleitung und Unterstützung – immer auf Augenhöhe mit den Jugendlichen. So können gemeinsam Wege gefunden werden, digitale und soziale Einflüsse zu reflektieren und das Wohlbefinden zu stärken.

Weiterführende Literatur für Eltern:

- Habermann, K. (2021). Eltern-Guide Social Media. Instagram, Snapchat, TikTok und Co. - Kinder und Jugendliche unterwegs im Internet. SPRINGER.
- Habermann, K. (2024). Medienkompetenz bei Jugendlichen Ein Guide für einen verantwortungsvollen Umgang mit Social Media, Gaming und Co. SPRINGER

- „SCHAU HIN! Was Dein Kind mit Medien macht." Initiative des Bundesministeriums für Familie, Senioren, Frauen und Jugend, der beiden öffentlich-rechtlichen Sender ARD und ZDF sowie der AOK – Die Gesundheitskasse. Vielseitige Unterstützung in der Medienerziehung https://www.schau-hin.info/

Säule 3: Frühzeitiges Erkennen und adäquates Handeln bei auffälligem Essverhalten

Rodgers et al. (2024) unterstreichen, dass Eltern und andere primäre Bezugspersonen einen entscheidenden Einfluss auf die Prävention und frühe Identifikation von Körperbildproblemen und Essstörungen ausüben können. Frühe Hinweise auf eine mögliche Problematik können ein **verändertes Essverhalten, eine auffällige Beschäftigung mit dem eigenen Körper sowie plötzliche Rückzugs- oder Vermeidungsstrategien** sein.

Ciao et al. (2020) teilen die Entstehung von Essstörungen in folgende Phasen ein:

- **Prä-Störung:** Risikofaktoren fehlen oder treten nur vereinzelt auf (z. B. gelegentliche Unzufriedenheit mit dem Körper).
- **Risikofaktor-Phase:** Erste Risikofaktoren wie Diäten oder Körperunzufriedenheit treten auf und nehmen an Intensität zu.
- **Prodromalphase:** Risikofaktoren entwickeln sich zu ersten Symptomen (z. B. starke diätetische Einschränkungen, Selbstwert über Gewicht definiert).
- **Frühe Störungsphase:** Symptome verstärken sich, weitere Essstörungssymptome oder psychische Beschwerden kommen hinzu.
- **Phase der etablierten Störung:** Die Störung verfestigt sich, entwickelt sich weiter oder geht in andere Formen über.
- **Schwere und anhaltende Phase:** Die Störung wird chronisch, schwerwiegend und resistent gegenüber Behandlungsversuchen.

Eltern können entsprechende Veränderungen aufmerksam wahrnehmen, grundlegende Symptome von Essstörungen kennen und Verhaltensänderungen ernst nehmen, ohne diese vorschnell zu bewerten. Dabei kann es herausfordernd sein, die Balance zwischen Aufmerksamkeit und Gelassenheit zu wahren. Viele Eltern fühlen sich in solchen Situationen unsicher. Eine sensible, offene und wertschätzende Kommunikation bildet eine wichtige Grundlage, um den Austausch innerhalb der Familie zu stärken. Bei anhaltenden Sorgen oder Unsicherheiten ist die Inanspruchnahme professioneller Unterstützung ein wichtiger und verantwortungsvoller Schritt. Dies zeugt von Verantwortungsbewusstsein und kann für alle Beteiligten entlastend sein.

In der Behandlung der Anorexia nervosa zeigen familienbasierte Ansätze wie die Family-Based Therapy (FBT, auch Maudsley-Therapie) hohe Wirksamkeit. In diesem dreiphasigen Modell werden die Eltern insbesondere in den ersten beiden Phasen als primäre therapeutische Akteure gesehen (Haas et al. 2022). Sie tragen zur Wiederherstellung eines gesunden Gewichts, zur Reduktion essstörungsspezifischer Verhaltensweisen und zur schrittweisen Förderung einer eigenständigen Nahrungsaufnahme bei (Eisler et al. 2016). Die Evidenz für die zentrale Rolle der Eltern in der Therapie verdeutlicht, dass auch in der Prävention eine verstärkte Aufmerksamkeit auf die Einbindung der Eltern gelegt werden sollte. Empirische Befunde legen nahe, dass regelmäßige Familienmahlzeiten sowie eine unterstützende und positive Essatmosphäre im familiären Kontext mit einem geringeren Risiko für die Entwicklung von Körperbildstörungen und dysfunktionalem Essverhalten bei Kindern und Jugendlichen einhergehen (Neumark-Sztainer et al. 2010). Demgegenüber ist restriktives Essverhalten, häufige Diäten oder andere gestörte Essmuster seitens der Eltern signifikant mit der Entwicklung vergleichbarer Verhaltensweisen bei ihren Kindern assoziiert sind (Rodgers et al. 2024).

Bislang mangelt es an Interventionsprogrammen, die Eltern gezielt als aktive Akteur:innen in die Prävention einbinden und sie in ihrer Rolle als gesundheitsfördernde Bezugspersonen stärken (Rodgers et al. 2024). Das Präventionsprogramm E@T (Eltern als Therapeuten) ist ein speziell entwickeltes Online-Programm, das von Diplom-Psychologen geleitet wird. Es richtet sich an Eltern von Mädchen im Alter von 11 bis 17 Jahren, die ein erhöhtes Risiko für die Entwicklung einer Anorexia nervosa aufweisen, beispielsweise durch niedriges Körpergewicht, signifikanten Gewichtsverlust oder gesteigerte Sorgen um Figur und Gewicht. Über sechs Online-Sitzungen hinweg erhalten die Eltern umfassende Informationen über die Risiken von Anorexia nervosa. Zudem werden sie im Umgang mit problematischem Verhalten ihrer Kinder gecoacht, um die Entwicklung der Symptome und mögliche gesundheitliche Folgen zu verhindern. Das Programm bietet ein Online-Diskussionsforum, interaktive Elemente wie Videos und ein Ernährungstagebuch, sowie die Möglichkeit, zwei Telefonate mit einem Moderator zu führen. Eine Pilotstudie hat gezeigt, dass das Programm erfolgreich zur Reduktion von Risikofaktoren bei Mädchen in Deutschland und den USA beitragen kann (Jones et al. 2012).

Unterstützung erhalten Eltern unter folgenden Adressen:

- Bundesgesundheitsministerium: Was tun bei Verdacht auf Essstörungen. Informationen für Eltern, Angehörige und nahestehende Personen bundesgesundheitsministerium.de/fileadmin/Dateien/5_Publikationen/Praevention/Flyer_Poster_etc/160531_UKJ_Flyer_Essstoerung_web.pdf

- Verbeek, D., & Petermann, F. (2015). Essstörungen bei Jugendlichen vorbeugen: Auffälliges Essverhalten erkennen und handeln. Hogrefe Verlag GmbH & Company KG.
- https://www.uni-wuerzburg.de/fileadmin/99122100/Broschueren/Essstoerungen_Leitfaden.pdf

5.2 Implikationen auf der Mesoebene – Lehrkräfte, pädagogische und psychosoziale Fachkräfte

Lehrkräfte sowie pädagogische und psychosoziale Fachkräfte übernehmen auf der Mesoebene eine zentrale Rolle als vertraute Bezugspersonen von Jugendlichen und bilden nach dem Elternhaus eine wichtige Instanz für präventive Maßnahmen. Die drei Säulen finden auch hier Anwendung. Im Rahmen ihrer pädagogischen Qualifizierung verfügen Lehrer und pädagogische Fachkräfte in der Regel über fundiertes Wissen zu den biologischen, psychischen und sozialen Entwicklungsprozessen der Adoleszenz (Säule 1). Die Auseinandersetzung mit medialen Einflüssen, insbesondere der Rolle von Influencenden (Säule 2), sowie mit Essstörungen und deren Früherkennung (Säule 3), ist häufig Bestandteil schulischer Präventionsprogramme.

Laut Schuck und Schneider (2019) setzen sich Programme zur Prävention von Essstörungen aus folgenden Elementen zusammen:

- Psychoedukation zum Thema Essverhalten/Essstörungen,
- Interventionen zum Umgang mit Medien (Abwendung negativer Medieneffekte),
- kognitive Interventionen zur kritischen Auseinandersetzung mit dem medialen Schlankheitsideal,
- Interventionen zur Verbesserung der Körperakzeptanz und des Selbstwertgefühls,
- Strategien zum Umgang mit Schlankheitsdruck/Stress/negativen Emotionen,
- Informationen zu gesunden, langfristig ausgerichteten Gewichtsregulationsmethoden (Schuck und Schneider 2019, S. 13).

Primäre Prävention verfolgt das Ziel, gesundheitlichen Beeinträchtigungen bereits im Vorfeld ihrer Entstehung entgegenzuwirken und setzt zeitlich vor dem Auftreten erster Anzeichen oder Symptome einer Erkrankung an. Sekundäre Prävention hingegen konzentriert sich auf die frühzeitige Identifikation von Risikofaktoren oder ersten Krankheitsanzeichen innerhalb definierter Zielgruppen und zielt auf eine möglichst frühzeitige Intervention zur Verhinderung des Fortschreitens der Erkrankung (Schuck und Schneider 2019, S. 13).

Pickhardt et al. (2019) untersuchten in einem systematischen Review 22 primär- und sekundärpräventive deutschsprachige Präventionsprogramme für Essstörungen. Für elf dieser Präventionsprogramme liegt eine wissenschaftliche Evaluation vor. Präventionsprogramme gegen Essstörungen zeigen insgesamt eine positive Wirkung auf mindestens eine Zielvariable, wobei sekundärpräventive Programme meist erfolgreicher sind – insbesondere bei Risikogruppen mit bereits bestehenden Belastungen. Primärpräventive Ansätze wirken vorbeugend bei unbelasteten Gruppen, zeigen ihre Effektivität jedoch oft erst langfristig, weshalb Follow-up-Erhebungen besonders wichtig sind. Besonders deutliche Effekte zeigten sich bei der Reduktion auffälligen Essverhaltens, Figurunzufriedenheit, Schlankheitsstreben und in der Verbesserung des Selbstwerts sowie des essstörungsspezifischen Wissens (Pickhardt et al. 2019). Drei Ansätze werden im Folgenden kurz vorgestellt.

Beispiel 1: Die Initiative „bauchgefühl"

Die von den Betriebskrankenkassen (BKK) geförderte Präventionsinitiative bauchgefühl wird seit 2009 fachlich durch das Therapienetz Essstörung begleitet. Ziel des Projekts ist es, Jugendliche frühzeitig über Essstörungen aufzuklären und präventiv zu unterstützen. Angesichts des zunehmenden Auftretens psychischer Erkrankungen bei Kindern und Jugendlichen – verstärkt durch die Auswirkungen der COVID-19-Pandemie – stehen insbesondere Lehrkräfte vor der wachsenden Herausforderung, neben der Wissensvermittlung auch psychosoziale Unterstützung zu leisten und auf erste Warnzeichen angemessen zu reagieren.

Das Unterrichtsprogramm richtet sich an die Sekundarstufe I und stärkt lebenspraktische Kompetenzen. In zehn Unterrichtseinheiten werden Themen wie *Body Shaming*, Schlankheitsideale und Ernährungstrends behandelt. Videos, Arbeitsmaterialien und interaktive Übungen bieten praxisnahe Zugänge. Ergänzt wird das Programm durch Projektideen und eine digitale Plattform mit anonymer E-Mail-Beratung.

Lehrkräfte sowie SchulsozialarbeiterInnen und -psychologInnen erhalten in einer dreistündigen Fortbildung Fachwissen über Essstörungen, den Umgang mit gefährdeten SchülerInnen und schulische Präventionsstrategien.

Mit *bauchgefühl* wird ein evidenzbasiertes Präventionsangebot bereitgestellt, das frühzeitig ansetzt und praxisnahe Unterstützung für Schulen bietet (Therapienetzwerk Essstörung n.D.).

Beispiel 2: Präventionsprogramme PriMa und Torera

Das Institut für Psychosoziale Medizin, Psychotherapie und Psychoonkologie des Universitätsklinikums Jena entwickelte die beiden Präventionsprogramme PriMA und Torea zur Prävention von Essstörungen. Beide Konzepte sind in neun Einheiten mit einer Dauer von jeweils 45 bis 90 min unterteilt und lassen sich von entsprechend fortgebildeten Lehrkräften eigenständig umsetzen.

Das Konzept PriMa wurde für Schüler:innen des 6. Schuljahr entwickelt. In der Evaluation des PriMa-Programms zeigten Mädchen im Alter von 11 bis 13 Jahren nach der Teilnahme ein gesteigertes Bewusstsein für die gesundheitlichen Risiken von Anorexie sowie ein gestärktes Körperbewusstsein. Auffällige Essverhaltensmuster konnten durch die Intervention allerdings nicht signifikant verringert werden (Wick et al. 2011). Bemerkenswert ist jedoch, dass positive Effekte auf das Körpererleben auch sieben Jahre nach Abschluss der Maßnahme weiterhin beobachtet werden konnten (Adametz et al. 2017).

Zielgruppe des Konzeptes „Torera" sind Schüler:innen im 7.Schuljahr. Das weiterentwickelte Programm führte zu einem Rückgang essstörungstypischer Symptome. Auch bei männlichen Teilnehmenden zeigten sich positive Veränderungen in Bezug auf problematische Einstellungen und Verhaltensweisen im Zusammenhang mit dem Essverhalten. Die Wirkung beider Maßnahmen war insgesamt gering ausgeprägt. Wurden die Programme jedoch kombiniert und gezielt in einer Risikogruppe mit bereits auffälligen Symptomen eingesetzt, konnten mittelstarke Effekte erzielt werden (Berger et al. 2014).

Beispiel 3: MaiStep (Mainzer Schultraining zur Essstörungsprävention)

Das MaiStep-Programm ist ein wissenschaftlich evaluiertes Schulpräventionskonzept zur frühzeitigen Vorbeugung von Essstörungen bei Jugendlichen der 7. und 8. Jahrgangsstufe. Entwickelt wurde es unter Einbezug aktueller Erkenntnisse aus der Präventionsforschung und wird von der KKH in Kooperation mit dem Universitätsklinikum Tübingen unterstützt. Ziel des Programms ist es, Risikofaktoren wie ein negatives Körperbild, übermäßiges Schlankheitsstreben und mediale Beeinflussung frühzeitig zu adressieren und Schutzfaktoren wie Achtsamkeit, Selbstwert und soziale Kompetenz zu stärken. In fünf thematischen Doppelstunden werden Inhalte zu Körperwahrnehmung, Schönheitsidealen, Stressbewältigung, Medienkritik und einem gesunden Essverhalten vermittelt. Das didaktisch vielfältig aufgebaute Programm setzt auf Interaktivität, Reflexion und Gruppenarbeit und richtet sich explizit an Schüler:innen aller Geschlechter.

Durchgeführt wird MaiStep von zuvor geschulten Lehrkräften, was eine nachhaltige und niedrigschwellige Integration in den Schulalltag ermöglicht. Die Teilnahme ist für Schulen kostenlos. Evaluationen belegen eine Reduktion essstörungsbezogener Risikofaktoren sowie eine langfristige Verbesserung der psychischen Widerstandskraft bei den Teilnehmenden (Buerger et al. 2019).

Unterstützung erhalten Lehrkräfte, pädagogische und psychosoziale Fachkräfte unter folgenden Adressen:

- Bundesgesundheitsministerium: Essstörungen – Was kann ich tun? Informationen für Lehrkräfte,
  pädagogische und psychosoziale Fachkräfte. bundesgesundheitsministerium.de/fileadmin/Dateien/5_Publikationen/Praevention/Flyer_Poster_etc/Flyer_Essstoerungen_Multiplikatoren_2018.pdf
- Berger, U., Beinersdorf, J., Bormann, B., Brix, C., Sowa, M., & Ludecke, M. (2008). Essstörungen wirkungsvoll vorbeugen: Die Programme „PriMa", „TOPP" und „Torera" zur Prävention von Magersucht, Bulimie, Fressanfällen und Adipositas. W. Kohlhammer Verlag.
- Primärprävention Essstörungen. Kostenlose Programme zur Förderung eines gesunden Ess- und Bewegungsverhaltens zur Primärprävention von Essstörungen. An über 100 Thüringer Schulen und mit Beteiligung von über 2.000 Lehrkräften und Schüler*innen entwickelt, erprobt und wissenschaftlich evaluiert. https://www.uniklinikum-jena.de/mpsy/Forschung/Abgeschlossene+Projekte/BMBF_+Essst%C3%B6rungen/PriMa+_+Co-p-812.html
- MaiStep unimedizin-mainz.de/fileadmin/kliniken/ki_ps/MaiStep/Flyer_MaiStep_2021.pdf

5.3 Implikationen auf der Makroebene – die Verantwortung der Öffentlichkeit

Qualifikationsnachweis für Influencende im gesundheitsrelevanten Kontext
Influencende haben sich zu einer zentralen Instanz für die Meinungsbildung im Alltag von Kindern und Jugendlichen entwickelt. Ihre Inhalte reichen häufig weit über reine Unterhaltung hinaus: Sie geben Empfehlungen zu Ernährung, Körperformen, Schönheitsidealen und Lebensstilentscheidungen – Themen, die für die Entwicklung eines gesunden Selbstwertgefühls in der Adoleszenz hochrelevant sind. Besonders bedenklich ist dabei, dass viele dieser Aussagen fachlich unbegründet, wissenschaftlich nicht abgesichert oder gar gesundheitsgefährdend sind (siehe Kap. 4).

Trotz dieser weitreichenden Wirkungen existieren bislang keine verbindlichen Anforderungen an die fachliche Qualifikation von Influencenden, die gesundheitsbezogene Inhalte kommunizieren. Zwar regelt das Heilmittelwerbegesetz (HWG) (§ 3 HWG), dass gesundheitsbezogene Werbung nicht irreführend sein darf, doch greifen diese Bestimmungen in sozialen Medien nur eingeschränkt. Auch der Jugendmedienschutz-Staatsvertrag (JMStV) (§ 6 JMStV) legt fest, dass Inhalte die „Entwicklung von Kindern und Jugendlichen nicht beeinträchtigen" dürfen, jedoch fehlt eine explizite Regelung für gesundheitsbezogene Aussagen auf Social-Media-Plattformen.

Zur verantwortungsvollen Gestaltung des Einflusses von Influencenden auf die psychosoziale und körperliche Gesundheit von Jugendlichen ist die Implementierung qualitätssichernder Maßnahmen erforderlich. Insbesondere für Personen, die regelmäßig gesundheitsbezogene Inhalte auf sozialen Plattformen verbreiten – etwa zu Ernährung, Diäten, Körperbildern oder Nahrungsergänzungsmitteln – sollte eine formalisierte Qualifikationspflicht eingeführt werden. Eine Zertifizierung durch fachlich und institutionell anerkannte Einrichtungen, wie die Bundeszentrale für gesundheitliche Aufklärung (BZgA), die Deutsche Gesellschaft für Ernährung (DGE) oder universitäre Weiterbildungsprogramme, könnte als Grundlage einer solchen Maßnahme dienen.

Darüber hinaus erscheint die verpflichtende Kennzeichnung gesundheitsbezogener Aussagen geboten. Diese sollte durch die Angabe evidenzbasierter Quellen und offizieller Empfehlungen – beispielsweise der WHO, der DGE oder des Robert Koch-Instituts – ergänzt werden, um die Nachvollziehbarkeit und fachliche Fundierung der Inhalte sicherzustellen.

Zudem sollte die systematische Einbindung von qualifizierten Fachpersonen, etwa aus den Bereichen Ernährungswissenschaft, Medizin oder Psychologie, in Kooperationen mit Influencenden gefördert werden. Solche kollaborativen Formate könnten im Rahmen öffentlichkeitswirksamer Kampagnen umgesetzt werden und einen Beitrag zur wissenschaftlichen Fundierung gesundheitsbezogener Online-Kommunikation leisten. Langfristig könnte dies nicht nur zur Prävention gesundheitsbezogener Fehlinformationen und zur Eindämmung potenziell schädlicher Körperideale beitragen, sondern auch die Professionalisierung sowie gesellschaftliche Anerkennung des Berufsbildes von Influencenden stärken.

Regulatorische Maßnahmen

Um die negativen Auswirkungen von Social Media-Plattformen zu mindern, sollten regulatorische Maßnahmen ergriffen werden. Eine erste wichtige Maßnahme ist die verpflichtende Einführung einer deutlich erkennbaren Filter-Kennzeichnung. Das bedeutet, dass Inhalte, welche durch Filter verändert wurden, eindeutig als solche gekennzeichnet werden. Dies kann Transparenz schaffen und unrealistische Schönheitsstandards reduzieren. Umgesetzt werden könnte das durch eine automatisierte Erkennung durch KI oder manuelle Kennzeichnung durch die Nutzende.

Außerdem sollte es verbesserte Tools für Nutzende geben, um problematische Inhalte zu melden und Feedback zu geben, was die Plattform sicherer machen würde. Ermöglicht werden kann das durch einen einfachen Zugang zu Meldemechanismen und schnellere Reaktionszeiten.

Positive Inhalte

Die Ergebnisbroschüre zur „Erhebung Adressatengerechter Angebote zur Aufklärung und Information für von Essstörungen und gestörtem Essverhalten betroffene Menschen (Kinder, Jugendliche und junge Erwachsene) und deren Angehörige und Freunde" des Bundesministeriums für Gesundheit (BMG) hebt hervor, dass Betroffene und Angehörige häufig Schwierigkeiten haben, verlässliche und zielgruppengerechte Informationen zu finden. Viele vorhandene Materialien wurden von Fachpersonen ohne eigene Betroffenheit erstellt, was dazu führt, dass sie nicht immer die Perspektiven und Bedürfnisse der Betroffenen angemessen berücksichtigen. Zudem mangelt es an niedrigschwelligen, digitalen Angeboten, die insbesondere junge Menschen in ihrer Lebenswelt erreichen. Die Broschüre betont die Notwendigkeit, Informations- und Präventionsangebote so zu gestalten, dass sie die Zielgruppen effektiv ansprechen und deren spezifische Lebensrealitäten berücksichtigen (Bundesministerium für Gesundheit (BMG) 2018).

In diesem Kontext können Influencende eine bedeutende Rolle übernehmen. Als vertraute Stimmen in den sozialen Medien haben sie direkten Zugang zu Jugendlichen und jungen Erwachsenen und können somit effektiv zur Aufklärung über Essstörungen beitragen. Durch authentische Kommunikation und das Teilen persönlicher Erfahrungen können sie das Bewusstsein für die Thematik schärfen und bestehende Tabus abbauen. Zudem können sie auf professionelle Hilfsangebote verweisen und somit eine Brücke zwischen Betroffenen und dem Gesundheitssystem schlagen. Um jedoch sicherzustellen, dass die vermittelten Informationen korrekt und verantwortungsbewusst sind, wäre es sinnvoll, Influencende entsprechende Schulungen oder Zertifizierungen anzubieten. Dies würde nicht nur die Qualität der Aufklärung verbessern, sondern auch das Vertrauen der Zielgruppen in die vermittelten Inhalte stärken.

Die SM-Plattformen sollten bewusst Verantwortung übernehmen, indem sie positive Inhalte fördern und hervorheben, die ein gesundes Körperbild und positive Essgewohnheiten unterstützen. In der Praxis können hierfür Algorithmen eingeführt werden, welche solche Inhalte priorisieren, sowie durch Partnerschaften mit Gesundheitsorganisationen. Darüber hinaus sollten die Plattformen Ressourcen und Unterstützung für Nutzende bereitstellen, die an Körperbild- oder Essstörungen leiden. Dadurch würden sie direkte Hilfe und Beratung anbieten. Dies kann umgesetzt werden, indem zu Hilfsorganisationen und -hotlines verlinkt wird und Informationsmaterialien bereitgestellt werden. Beide Möglichkeiten erfordern demnach langfristiges Engagement und Kooperationen mit Experten.

Schlusswort 6

Dieses Essential bietet eine umfassende Untersuchung der Auswirkungen sozialer Medien auf die Entwicklung von Essstörungen und Muskeldysmorphie bei Jugendlichen. Es wird deutlich, dass soziale Medien eine zentrale Rolle bei der Verbreitung idealisierter Körperbilder spielen. Das theoretische Uses-and-Gratifications-Modell, verdeutlicht, dass Jugendliche aktiv Inhalte auswählen, die ihre Unsicherheiten verstärken, und dass sie durch die Beobachtung und Nachahmung von Influencern beeinflusst werden. Diese Modelle zeigen, dass die Nutzung sozialer Medien nicht nur durch die Inhalte selbst, sondern auch durch die individuellen Bedürfnisse und sozialen Kontexte der Jugendlichen bestimmt wird. Empirische Untersuchungen bestätigen, dass die ständige Konfrontation mit idealisierten Körperbildern und die Interaktionen mit Influencern das Risiko für die Entwicklung von Essstörungen und Muskeldysmorphie erhöhen. Die Analyse von Instagram-Inhalten zeigt, dass Influencer häufig unrealistische Schönheitsideale propagieren und ihre Follower dazu ermutigen, extreme Diäten und Fitnessprogramme zu verfolgen. Die Ergebnisse unterstreichen die Notwendigkeit präventiver Maßnahmen und frühzeitiger Interventionen, um die Medienkompetenz von Jugendlichen zu stärken und sie für die Risiken sozialer Medien zu sensibilisieren. Eltern, Schulen und Gesundheitseinrichtungen müssen zusammenarbeiten, um Jugendliche dabei zu unterstützen, ein gesundes und realistisches Körperbild zu entwickeln.

Insgesamt zeigt das Buch, dass soziale Medien einen erheblichen Einfluss auf das Körperbild und das Essverhalten von Jugendlichen haben können. Durch gezielte Aufklärung und Interventionen kann der negative Einfluss von sozialen Medien gemindert und die Gesundheit und das Wohlbefinden von Jugendlichen nachhaltig verbessert werden.

S. Pahr-Hosbach et al., *Der Einfluss sozialer Medien auf Körperwahrnehmungsstörungen*, essentials,
https://doi.org/10.1007/978-3-662-73077-5_6

Was Sie aus diesem *essential* mitnehmen können

- Ein **Verständnis** für potenzielle Auswirkungen der regelmäßigen Nutzung sozialer Medien auf die Entwicklung von Essstörungen und Muskeldysmorphie bei Jugendlichen.
- **Methoden** zur gezielten Analyse und Bewertung von Social Media Accounts
- **Maßnahmen** für Eltern, Lehrkräfte und öffentliche Einrichtungen zum Schutz der Jugendlichen

S. Pahr-Hosbach et al., *Der Einfluss sozialer Medien auf Körperwahrnehmungsstörungen*, essentials,
https://doi.org/10.1007/978-3-662-73077-5

Literatur

Adametz, L., Richter, F., Strauss, B., Walther, M., Wick, K., & Berger, U. (2017). Long-term effectiveness of a school-based primaryprevention program for anorexia nervosa: A 7-to 8-year follow-up. Eating Behaviors, 25, 42–50.

Altendorfer, L.M. (2019). Influencer in der digitalen Gesundheitskommunikation. Instagramer, YouTuber und Co. zwischen Qualität, Ethik und Professionalisierung. Nomos. https://doi.org/10.5771/9783845299785

Al Awar, S., Khair, H., Osman, N., Ucenic, T.-E., Sallam, G., Maki, S., & Ganesh, A. (2022). Perceived Wellness Measured by the National Wellness Institute's Wellness Focus Survey Tool among Women in Al Ain, UAE: A Sentinel Study. International Journal of Nutrition, Pharmacology, Neurological Diseases, 12(4), 282–290. https://doi.org/10.4103/ijnpnd.ijnpnd_64_22

AOK (2023). Jugendliche in der Adoleszenz richtig begleiten. https://www.aok.de/pk/magazin/familie/kinder/adoleszenz-wenn-aus-kindern-erwachsene-werden/

Berger, U., Schäfer, J.M., Wick, K., Brix, C., Bormann, B., Sowa, M., etal. (2014). Effectiveness of reducing the risk of eating-relatedproblems using the German school-based intervention pro-gram, "Torera", for preadolescent boys and girls. Prevention Science, 15, 557–569.

Bonfanti, R. C., Melchiori, F., Teti, A., Albano, G., Raffard, S., Rodgers, R., & Lo Coco, G. (2025). The association between social comparison in social media, body image concerns and eating disorder symptoms: A systematic review and meta-analysis. Body Image, 52, 101841. https://doi.org/10.1016/j.bodyim.2024.101841

Brun, I., Russell-Mayhew, S., & Mudry, T. (2021). Last Word: Ending the intergenerational transmission of body dissatisfaction and disordered eating: a call to investigate the mother-daughter relationship. Eating disorders 29(6):591–598. https://doi.org/10.1080/10640266.2020.1712635

Bubolz-Lutz, E., Gösken, E., Kricheldorff, C. & Schramek, R. (2010). Geragogik: Bildung und Lernen im Prozess des Alterns. Das Lehrbuch. Kohlhammer.

S. Pahr-Hosbach et al., *Der Einfluss sozialer Medien auf Körperwahrnehmungsstörungen*, essentials,
https://doi.org/10.1007/978-3-662-73077-5

Bundesministerium für Gesundheit (BMG). (2018). Essstörungen – erkennen, ansprechen, handeln. Ergebnisbroschüre des Modellprojekts zur Aufklärung über Essstörungen. Berlin: Bundesministerium für Gesundheit. https://www.bundesgesundheitsministerium.de/fileadmin/Dateien/5_Publikationen/Gesundheit/Berichte/Ergebnisbroschuere_Essstoerungen.pdf

Bundeszentrale für gesundheitliche Aufklärung (BZgA). (n.d.-a). Nehmen Essstörungen zu? https://www.bzga-essstoerungen.de/was-sind-essstoerungen/wie-haeufig-sind-essstoerungen/nehmen-essstoerungen-zu/

Bundeszentrale für gesundheitliche Aufklärung (BZgA). (n.d.-b). Ursachen und Auslöser von Essstörungen.https://www.bzga-essstoerungen.de/was-sind-essstoerungen/ausloesende-faktoren/

Bundesinstitut für Arzneimittel und Medizinprodukte (BfArM). (2025). 11. Revision der ICD der WHO (ICD-11). Internationale statistische Klassifikation der Krankheiten und verwandter Gesundheitsprobleme (11. Revision). https://www.bfarm.de/DE/Kodiersysteme/Klassifikationen/ICD/ICD-11/_node.html

Bundesinstitut für Arzneimittel und Medizinprodukte (BfARM). (2025). ICD-11 in Deutsch – Entwurfsfassung. https://www.bfarm.de/DE/Kodiersysteme/Klassifikationen/ICD/ICD-11/uebersetzung/_node.html.

Buerger, A., Ernst, V., Wolter, V., Huss, M., Kaess, M., & Hammerle, F. (2019). Treating eating disorders in the real world—MaiStep: A skill-based universal prevention for schools. Preventive medicine, 123, 324–332.

Campbell, K. & Peebles, R. (2014). Eating disorders in children andadolescents: State of the art review. Pediatrics, 134, 582–592

Caplan, M. A., & Purser, G. (2019). Qualitative inquiry using social media: A field-tested example. Qualitative Social Work, 18(3), 417–435. https://doi.org/10.1177/1473325017725802

Casey BJ, Getz S, Galvan A. The adolescent brain. Developmental Review 2008; 28: 62–77

Ciao, A. C., Lebow, J., VandenLangenberg, E., Ohls, O., & Berg, K. C. (2020). A qualitative examination of adolescent and parent perspectives on early identification and early response to eating disorders. Eating disorders. 30 (3), 249–266. https://doi.org/10.1080/10640266.2020.1805960

Cohrdes, C., Göbel, K., Schlack, R., & Hölling, H. (2019). Essstörungssymptome bei Kindern und Jugendlichen: Häufigkeiten und Risikofaktoren. Bundesgesundheitsblatt-Gesundheitsforschung-Gesundheitsschutz, 62(10), 1195–1204.

Coyne, P., & Woodruff, S. J. (2023). Taking a Break: The Effects of Partaking in a Two-Week Social Media Digital Detox on Problematic Smartphone and Social Media Use, and Other Health-Related Outcomes among Young Adults: Behavioral Sciences (2076-328X). Behavioral Sciences (2076-328X), 13(12), 1004. https://doi.org/10.3390/bs13121004

DAK-Gesundheit. (2017). WhatsApp, Instagram und Co. - so süchtig macht Social Media. Abgerufen von https://www.dak.de/dak/bundesthemen/onlinesucht-studie-2106298.html#/

Diener, E., Oishi, S., & Lucas, R. E. (2003). Personality, culture, and subjective well-being: Emotional and cognitive evaluations of life. Annual Review of Psychology, 54(1), 403–425. https://doi.org/10.1146/annurev.psych.54.101601.145056

Dingemans, A. E., Veldhuis, J., Lähde, I. (2023). Motives for using social networking sites: a uses & gratifications perspective amongst people with eating disorder symptoms. Journal of Eating Disorders (2023) 11:231. https://doi.org/10.1186/s40337-023-00946-1

Duncan, L., Yilmaz, Z., Gaspar, H., Walters, R., Goldstein, J., Anttila, V., et al. (2017). Significant Locus and Metabolic Genetic Cor-relations Revealed in Genome-Wide Association Study of Anorexia Nervosa. The American journal of psychiatry, 174(9), 850–858.

Eid, M. (2021). Wohlbefinden im Dorsch Lexikon der Psychologie. https://dorsch.hogrefe.com/stichwort/wohlbefinden

Eisler, I., Simic, M., Blessitt, E., Dodge, L., & MCCAED Team (2016). Maudsley service manual for child and adolescent eating disorders. https://mccaed.slam.nhs.uk/wp-content/uploads/2019/11/Maudsley-Service-Manual-for-Child-and-Adolescent-Eating-Disorders-July-2016.pdf

El-Khoury, J., Haidar, R., Kanj, R. R., Bou Ali, L., & Majari, G. (2021). Characteristics of social media „detoxification" in university students: Libyan Journal of Medicine. Libyan Journal of Medicine, 16(1), 1–7. https://doi.org/10.1080/19932820.2020.1846861

Endres, E.M. (2018). Ernährung in Sozialen Medien: Inszenierung, Demokratisierung, Trivialisierung. Springer Fachmedien.

Endres, E.M. (2021).Soziale Medien in der Ernährungskommunikation: Relevanz und Potenziale. Zentrum für Ethik der Medien und der digitalen Gesellschaft (Hrsg.). https://edoc.ku.de/id/eprint/28506/1/Endres_Soziale_Medien_Erna%CC%88hrungskommunikation.pdf

Escobar-Viera, C. G., Shensa, A., Bowman, N. D., Sidani, J. E., Knight, J., James, A. E., & Primack, B. A. (2018). Passive and Active Social Media Use and Depressive Symptoms Among United States Adults. Cyberpsychology, Behavior, and Social Networking, 21(7), 437–443. https://doi.org/10.1089/cyber.2017.0668

Farivar, S., Wang, F., & Yuan, Y. (2023). Influencer Marketing: A Perspective of the Elaboration Likelihood Model of Persuasion. Journal of Electronic Commerce Research, 24(2), 127–145. https://doi.org/10.5555/jecr.2023.24.2.127

Falkai, P., Wittchen, H.-U (2018). Diagnostisches und Statistisches Manual Psychischer Störungen DSM-5. 2., korrigierte Auflage. Hogrefe Verlag, Göttingen.

Ferguson, C.J., Muñoz, M.E., Garza, A.& Galindo, M. (2014). Concurrent and prospective analyses of peer, television and social media influences on body dissatisfaction, eating disorder symptoms and life satisfaction in adolescent girls. *Journal of youth and adolescence*, *43*(1), 1–14. https://doi.org/10.1007/s10964-012-9898-9

Festinger, L. (1954). A Theory of Social Comparison Processes. In: Human Relations, Nr. 7, S. 117–140.

Flick, U., Kardorff, E. & Steinke, I. (2007). Was ist qualitative Forschung? - Einleitung und Überblick. In: Qualitative Forschung – Ein Handbuch (6. Auflage, S.13–29). Reinbek.

Gabriel, R., & Röhrs, H.-P. (2017). Social Media. Springer Berlin Heidelberg. https://doi.org/10.1007/978-3-662-53991-0

Ganson, K.-T., Hallward, L., Rodgers, R.-F., Testa, A., Jackson, D.-B., Nagata, J.-M. (2023). Contemporary screen use and symptoms of muscle dysmorphia among a national sample of Canadian adolescents and young adults. In: *Eating and Weight Disorders. Studies on Anorexia, Bulimia and Obesity.* 28,10.

Gardner M, Steinberg L. Peer influence on risk taking, risk preference, and risky decision making in adolescence and adulthood: an experimental study. Developmental Psychol 2005; 41: 625–635

Gemkow, J. (2023). Informationen zur politischen Bildung Nr. 335/2023: Jugend und soziale Medien. Bundeszentrale für politische Bildung (Hrsg.). https://www.bpb.de/shop/zeitschriften/izpb/medienkompetenz-355/523579/jugend-und-soziale-medien/

Gerrig, R. J., Klatt, A., Dörfler, T., Roos, J., & Zimbardo, P. G. (2018). Psychologie [electronic resource] (21., aktualisierte und erweiterte Auflage). Pearson.

Giel, K., Leehr, E., Becker, S., Startup, H., Zipfel, S., & Schmidt, U. (2013). Rückfallprophylaxe bei Anorexia nervosa [Relapse prevention in anorexia nervosa]. Psychotherapie, Psychosomatik, medizinische Psychologie, 63(7), 290–295.

Grabe, S., Ward, L.M., & Hyde, J.S. (2008). The role of the media in body image concerns among women: a meta-analysis of experimental and correlational studies. *Psychological bulletin, 134* (3), 460–476. https://doi.org/10.1037/0033-2909.134.3.460

Grinberg, N., Dow, P. A., Adamic, L. A., & Naaman, M. (2016). Changes in Engagement Before and After Posting to Facebook. Proceedings of the 2016 CHI Conference on Human Factors in Computing Systems, 564–574. https://doi.org/10.1145/2858036.2858501

Haas, V., Nadler, J., Crosby, R.D., Madden, S., Kohn, M., Le Grange, D., Gonçalves, A.S.O., Hebebrand, J., Correll, C.U. (2022). Vergleich randomisierter kontrollierter Studien zur ambulanten familienbasierten oder stationären multimodalen Behandlung mit anschließender ambulanter Versorgung bei Jugendlichen mit Anorexia nervosa: Unterschiede in Populationen, Metriken und Ergebnissen. European Eating Disorders Review. 30 (6), S. 693–705

Halioua, R., Deutschmann, M., Vetter, S., Jäger, M., Seifritz, E., & Claussen, M. C. (2019). Muskeldysmorphie. Swiss Medical Forum – Schweizerisches Medizin-Forum.

Harrison, K. (2001). Ourselves, our bodies: thin-ideal media, self-discrepancies, and eating disorder symptomatology in adolescents. J Soc ClinPsychol 20:289–323

Herpertz, S., Fichter, M. M., Herpertz-Dahlmann, B., Hilbert, A., Tuschen-Caffier, B., & Vocks, S., et al. (Eds.) (2019). Springer e-Book Collection. S3-Leitlinie Diagnostik und Behandlung der Essstörungen ([2. überarbeitete Auflage]). Berlin, Heidelberg: Springer.

Hinojo-Lucena, F.-J., Aznar-Diaz, I., Careres-Reche, M.-P., Trujillo-Torres, J.-M., Romero-Rodriguez, J.M. (2019). Problematic Internet Use as a Predictor of Eating Disorders in Students: A Systematic Review and Meta- Analysis Study. In: *Nutrients*, Volume 11

Hugger, KU. (2008). Uses-and-Gratification-Approach und Nutzenansatz. In: Sander, U., von Gross, F., Hugger, KU. (eds) Handbuch Medienpädagogik. VS Verlag für Sozialwissenschaften. https://doi.org/10.1007/978-3-531-91158-8_22

Hussy, W., Schreier, M., & Echterhoff, G. (2013). Forschungsmethoden in Psychologie und Sozialwissenschaften für Bachelor. Springer. https://doi.org/10.1007/978-3-642-34362-9

Imperatori C., Carbone, G.-A., Corazza, O., Taddei, I., Bernabei, L., Massullo, C., Prevete, E., Tarsitani, L., Pasquini, M., Farina, B., Biondi, M., Bersani, F.-S. (2021). The association between social media addiction and eating disturbances is mediated by muscle dysmorphia-related symptoms: a cross-sectional study in a sample of young adults. In: *Eat Weight Disord.* 2022 Apr;27(3):1131–1140.

Jones, M., Völker, U., Lock, J., Taylor, C. B., & Jacobi, C. (2012). Family-based early intervention for anorexia nervosa. European Eating Disorders Review, 20

Jordan, A. H., Monin, B., Dweck, C. S., Lovett, B. J., John, O. P., & Gross, J. J. (2011). Misery Has More Company Than People Think: Underestimating the Prevalence of Others' Negative Emotions Personality and Social Psychology Bulletin, 37(1), 120–135. https://doi.org/10.1177/0146167210390822

Katz, E, Haas H, Gurevitch M. On the use of the mass media for important things. Am Sociol Rev. 1973;38(2):164–81. https://doi.org/10.2307/2094393

Katzer, C. (2023). Cybermobbing: Digitale Gewalt pädagogisch überwinden (A. Castello, Hrsg.; 1. Aufl.). W. Kohlhammer GmbH. https://doi.org/10.17433/978-3-17-040433-5

Kessler, R.C., Berglund, P, Demler, O. et al. (2005). Lifetime prevalence and age-of-onset distributions of DSM-IV disorders in the National Comorbidity Survey Replication. Arch General Psychiatry 2005; 62: 593–602

Klotter, Ch. (2020). Einführung Ernährungspsychologie, utb GmbH.

Konrad, K, Firk C, Uhlhaas PJ. Brain development during adolescence: neuroscientific insights into this developmental period. Dtsch Arztebl Int 2013; 110: 425–431. https://doi.org/10.3238/arztebl.2013.0425

Konrad, K., & König, J. (2018). Biopsychologische Veränderungen. In A. Lohaus (Hrsg.), Entwicklungspsychologie des Jugendalters (S. 2–20). Springer. https://doi.org/10.1007/978-3-662-55792-1_1

Kreutzer, R. T. (2020). Medienkompetenz im Social-Media-Dialog. In Dialogmarketing Perspektiven 2019/2020: Tagungsband 14. wissenschaftlicher interdisziplinärer Kongress für Dialogmarketing (pp. 135–150). Springer Fachmedien Wiesbaden.

Kuckartz, U. (2018). Qualitative Inhaltsanalyse: Methoden, Praxis, Computerunterstützung (4. Auflage). Beltz Juventa.

Kuckartz, U. & Rädiker, S. (2022). Qualitative Inhaltsanalyse: Methoden, Praxis, Computerunterstützung (5. Auflage). Beltz Juventa.

Lamers, L., & Mann, R. (2011). Empfehlungen zur integrierten Versorgung bei Essstörungen in Deutschland. BZgA.

Lindström, B., Bellander, M., Schultner, D. T., Chang, A., Tobler, P. N., & Amodio, D. M. (2021). A computational reward learning account of social media engagement. Nature Communications, 12(1), 1311. https://doi.org/10.1038/s41467-020-19607-x

Lohaus, A. (2018). Entwicklungspsychologie des Jugendalters. Berlin, Heidelberg: Springer

Lou, C. (2022). Social media influencers and followers: Theorization of a trans-parasocial relation and explication of its implications for influencer advertising. Journal of advertising, 51(1), 4–21.

Lucas, R. E., & Diener, E. (2009). Personality and subjective well-being. The science of well-being: The collected works of Ed Diener, 37, 75–102.

Margraf, J. (2018). Lehrbuch der Verhaltenstherapie, Band 2: Psychologische Therapie Bei Indikationen Im Erwachsenenalter (4th ed.). Berlin, Heidelberg: Springer Berlin / Heidelberg.

Maree, T. (2017). The Social Media Use Integration Scale: Toward Reliability and Validity. International Journal of Human-Computer Interaction, 33(12), 963–972. https://doi.org/10.1080/10447318.2017.1301041

Meier, A., & Krause, H.-V. (2022). Does Passive Social Media Use Harm Well-Being? Journal of Media Psychology, 35(3), 169–180. https://doi.org/10.1027/1864-1105/a000358

Meyer, M. (2012). Das Gehirn von Jugendlichen ist eine Baustelle. *Prisma, April*, 32–36.

Mitchison D, Mond J, Griffiths S et al. (2022). Prevalence of muscle dysmorphia in adolescents: Findings from the EveryBODY study. Psychol Med; 52: 3142–3149. https://doi.org/10.1017/S0033291720005206

Neumark-Sztainer, D., Larson, N. I., Fulkerson, J. A., Eisenberg, M. E., & Story, M. (2010). Family meals and adolescents: what have we learned from Project EAT (Eating Among Teens)? Public Health Nutr.13 (7), 1113–1121. https://doi.org/10.1017/S1368980010000169

Oerter, R., & Montada, L. (Hrsg.). (2002). Entwicklungspsychologie. Beltz.
Olivardia, R., Pope, H. G., & Hudson, J. I. (2000). Muscle dysmorphia in male weightlifters: a case-control study. The American journal of psychiatry, 157(8), 1291–1296.
Ottenstein, C., & Lischetzke, T. (2020). Recall bias in emotional intensity ratings: Investigating person-level and event-level predictors. Motivation & Emotion, 44(3), 464–473. https://doi.org/10.1007/s11031-019-09796-4
Pahr-Hosbach, S. (2024). Essverhalten und Muskeldysmorphie in der Adoleszenz: Eine Analyse ausgewählter Risikofaktoren. Ernährung & Medizin, 39(3), 120–127. https://doi.org/10.1055/a-2276-3499
Perloff, R. M. (2014). Social media effects on young women's body image concerns: Theoretical perspectives and an agenda for research. Sex roles, 71, 363–377.
Peter, C., & Brosius, H.-B. (2021). Die Rolle der Medien bei Entstehung, Verlauf und Bewältigung von Essstörungen. Bundesgesundheitsblatt - Gesundheitsforschung - Gesundheitsschutz, 64(1), 55–61. https://doi.org/10.1007/s00103-020-03256-y
Petty, R.E., Cacioppo, J.T. (1984). Source factors and the elaboration likelihood model of persuasion. ACR North American Advances.
Phillips, K.A., Stein, D.J. Körperdysmorphe Störung. (2024). MSD Manual. https://www.msdmanuals.com/de-de/heim/kurzinformationen-psychische-gesundheitsstörungen/zwangsstörung-und-ähnliche-erkrankungen/körperdysmorphe-störung?query=körperdysmorphe%20störung
Pickhardt, M., Adametz, L., Richter, F., Strauß, B., Berger, U. (2019). Deutschsprachige Präventionsprogramme für Essstörungen - Ein systematisches Review. PsychotherPsychosomMedPsychol 69 (01): 10–19. https://doi.org/10.1055/s-0043-124766
Pope, H.G., Jr, Katz, D.L., Hudson, J. (1993). Anorexia nervosa and "reverse anorexia" among 108 male bodybuilders. Compr Psychiatry; 34: 406–409. https://doi.org/10.1016/0010-440x(93)90066-d
Pudel, V., Westenhöfer, J. (2003). Ernährungspsychologie: Eine Einführung (3., unveränd. Aufl.). Göttingen u.a.: Hogrefe
Raab, G., Unger, A., Unger, F. (2010). Theorie sozialer Vergleiche. In: Marktpsychologie. Gabler. https://doi.org/10.1007/978-3-8349-6314-7_3
Radtke, T., Apel, T., Schenkel, K., Keller, J., & von Lindern, E. (2022). Digital detox: An effective solution in the smartphone era? A systematic literature review. Mobile Media & Communication, 10(2), 190–215. https://doi.org/10.1177/20501579211028647
Reagle, J. M. (2015). Reading the Comments: Likers, Haters, and Manipulators at the Bottom of the Web. The MIT Press. http://www.jstor.org/stable/j.ctt17kkb2f
Reid, L., Button, D., & Brommeyer, M. (2023). Challenging the Myth of the Digital Native: A Narrative Review. Nursing Reports, 13(2), 573–600. https://doi.org/10.3390/nursrep13020052
Renner, K.-H. (2008). Theoretische Perspektiven für die Medienpsychologie. In B. Batinic & M. Appel (Hrsg.), Medienpsychologie (S. 77–104). Springer. https://doi.org/10.1007/978-3-540-46899-8_3
Robert Koch-Institut (Hrsg), Bundeszentrale für gesundheitliche Aufklärung (Hrsg) (2008) Erkennen – Bewerten – Handeln: Zur Gesundheit von Kindern und Jugendlichen in Deutschland. RKI, Berlin.
Robert Koch-Institut. (16. September, 2019a). Prävalenz von Essstörungssymptomen unter Kindern und Jugendlichen in Deutschland nach Alter und Bildungsgrad im Jahr 2017

[Graph]. In Statista. Zugriff am 21. Februar 2025, von https://de.statista.com/statistik/daten/studie/1338047/umfrage/praevalenz-von-essstoerungssymptomen-bei-jugendlichen-nach-alter-und-bildung/

Robert Koch-Institut. (16. September, 2019b). Prävalenz von Essstörungssymptomen unter Kindern und Jugendlichen in Deutschland nach Alter und Migrationshintergrund im Jahr 2017 [Graph]. In Statista. Zugriff am 24. Februar 2025, von https://de.statista.com/statistik/daten/studie/1338051/umfrage/praevalenz-von-essstoerung-bei-jugendlichen-nach-alter-und-migrationshintergrund/

Rodgers, R. F., Gordon, A. R., Burke, N. L., & Ciao, A. (2024). Parents and caregivers as key players in the prevention and identification of body image concerns and eating disorders among early adolescents. Eating Disorders, 32(6), 703–726.

Ruggiero, T. E. (2000) Uses and Gratifications Theory in the 21st Century, Mass Communication and Society 3(1) 3–37. https://doi.org/10.1207/S15327825MCS0301_02

Scheer, P., Tappauf, M., Burmucic, K. & Dunitz-Scheer, M. (2007). Essstörungen des Kindes- und Jugendalters. *Monatsschrift Kinderheilkunde, 155*(9), 804–810. https://doi.org/10.1007/s00112-007-1592-8

Schmidt, J.-H. (2018). Social Media. Springer Fachmedien. https://doi.org/10.1007/978-3-658-19455-0

Schönborn, J. (2015). Always on: Ständige Erreichbarkeit, Onlinestatus und Lebensgefühl: Bd. Band 5 (S. 180). transcript Verlag. https://doi.org/10.1515/9783839429075-010

Schuck, K., & Schneider, S. (2019). Entwicklung und Prävention von Essstörungen und Adipositas bei Kindern und Jugendlichen. Zeitschrift für Psychiatrie, Psychologie und Psychotherapie 67 (1), 9–17. https://doi.org/10.1024/1661-4747/a000367

Schwarz, B. (2022). Adoleszenz. Dorsch, Lexikon der Psychologie. https://dorsch.hogrefe.com/stichwort/adoleszenz

Shabahang, R., Shim, H., Aruguete, M. S., & Zsila, A. (2024). Oversharing on social media: Anxiety, attention-seeking, and social media addiction predict the breadth and depth of sharing. Psychological reports, 127(2), 513–530.

Sidani, J.E., Shensa, A., Hoffman, B., Hanmer, J. & Primack, B.A. (2016). The Association between Social Media Use and Eating Concerns among US Young Adults. *Journal of the Academy of Nutrition and Dietetics, 116*(9), 1465–1472. https://doi.org/10.1016/j.jand.2016.03.021

Smith, O. E., Mills, J. S., & Samson, L. (2024). Out of the loop: Taking a one-week break from social media leads to better self-esteem and body image among young women. Body Image, 49, 101715. https://doi.org/10.1016/j.bodyim.2024.101715

Stenger, H. (1994). Anforderungen an eine repräsentative Stichprobe aus der Sicht des Statistikers. In S. Gabler, J. H. P. Hoffmeyer-Zlotnik, & D. Krebs (Hrsg.), Gewichtung in der Umfragepraxis (S. 42–45). VS Verlag für Sozialwissenschaften. https://doi.org/10.1007/978-3-663-08044-2_4

Statista. (2024). Statistiken zum Thema Soziale Netzwerke. Abgerufen am 8. Juni 2024, von https://de.statista.com/themen/1842/soziale-netzwerke/

Statistisches Bundesamt (2024). Krankenhausdiagnosestatistik, H11 – Gesundheit, Aus dem Krankenhaus entlassene vollstationäre Patienten (einschl. Sterbe- und Stundenfälle) 2018–2022, Patienten mit der Hauptdiagnose F50 „Essstörungen" nach Altersgruppe und Geschlecht.

Stumpp, S., Michelis, D., & Schildhauer, T. (2021). Social Media Handbuch: Theorien, Methoden, Modelle und Praxis. Nomos Verlagsgesellschaft. http://ebookcentral.proquest.com/lib/badhonnef/detail.action?docID=6628423

Therapienetzwerk Essstörung. (n.D.). Initiative „bauchgefühl“. https://www.bkk-bauchgefuehl.de/

Thompson-Brenner, H., Shingleton, R. M., Sauer-Zavala, S., Richards, L. K., & Pratt, E. M. (2015). Multiple measures of rapid response as predictors of remission in cognitive behavior therapy for bulimia nervosa. Behaviour Research and Therapy, 64, 9–14.

Thorisdottir, I. E., Sigurvinsdottir, R., Asgeirsdottir, B. B., Allegrante, J. P., & Sigfusdottir, I. D. (2019). Active and Passive Social Media Use and Symptoms of Anxiety and Depressed Mood Among Icelandic Adolescents. Cyberpsychology, Behavior, and Social Networking, 22(8), 535–542. https://doi.org/10.1089/cyber.2019.0079

Turner, P.G. & Lefevre, C.E. (2017). Instagram use is linked to increased symptoms of orthorexia nervosa. *Eating and weight disorders, 22*(2), 277–284. https://doi.org/10.1007/s40519-017-0364-2

Uhlhaas, P. J., & Konrad, K. (Eds.). (2011). *Das adoleszente Gehirn.* Kohlhammer Verlag.

Üztemur, S., & Dinç, E. (2023). Academic procrastination using social media: A cross-sectional study with middle school students on the buffering and moderator roles of self-control and gender. Psychology in the Schools, 60(4), 1060–1082. https://doi.org/10.1002/pits.22818

Verbeek, D. & Petermann, F. (2019) Essstörungen. Kindheit und Entwicklung, 28(4), S. 191–196. https://doi.org/10.1026/0942-5403/a000290

Vogel, E. A., Rose, J. P., Roberts, L. R., & Eckles, K. (2015). Social comparison social media and self-esteem. Psychology of Popular Media Culture, 3(4) 206–222. https://doi.org/10.1037/ppm0000047

Voinea, C., Marin, L., & Vică, C. (2024). Digital Slot Machines: Social Media Platforms as Attentional Scaffolds. Topoi. https://doi.org/10.1007/s11245-024-10031-0

Waldorf, M., Cordes, M., Taube, C., Trunk, J., Vocks, S. (2020). Muskeldysmorphie. In: Handbuch Klinische Psychologie. Springer Verlag GmbH.

Wampfler, P. (2014). Generation Social Media. Wie digitale Kommunikation Leben, Beziehungen und Lernen Jugendlicher verändert. Vandenhoeck & Ruprecht. https://www.vandenhoeck-ruprecht-verlage.com/downloads/productPreviewFiles/LP_978-3-525-70278-9.pdf

Waschescio, U., Winter, R., Neubauer, G. (2019). Essstörungen bei Jungen und Männern. Landesfachstelle Essstörungen NRW. Im Internet: https://www.landesfachstelle-essstoerungen-nrw.de/fileadmin/contents/Broschueren/Essstoerungen_bei_Jungen_und_Maennern.pdf

Wick, K., Brix, C., Bormann, B., Sowa, M., Strauss, B., & Berger, U. (2011). Real-world effectiveness of a German school-based in-tervention for primary prevention of anorexia nervosa in pre-adolescent girls. Preventive Medicine, 52, 152–158

Wilson, W. (1967). Correlates of avowed happiness. Psychological bulletin, 67, 294–306. https://doi.org/10.1037/h0024431

Wimmer-Puchinger, B. (2015). Adipositas und Essstörungen im Brennpunkt:Eine Auseinandersetzung mit dem Einfluss von Wirtschaft und Gesellschaft auf Kinder und Jugendliche: Sieben Empfehlungen zur Verbesserung der Lebensbedingungen. Wiener

Programm für Frauengesundheit (Hrsg.). https://kinderessengesund.at/sites/kinderessengesund.at/files/2019-12/adipositas-essstoerungen.pdf

Woods, H. C., & Scott, H. (2016). #Sleepyteens: Social media use in adolescence is associated with poor sleep quality, anxiety, depression and low self-esteem. Journal of Adolescence, 51(1), 41–49. https://doi.org/10.1016/j.adolescence.2016.05.008

Yurtas- Deptoylu, G., Kaner, G., Özcakal, S. (2022). The association between social media and orthorexia nervosa, eating attitudes, and body image among adolescents. In: *Eating and Weight Disorders*. Heft 27, S. 3725–3735. https://doi.org/10.1007/s40519-022-01521-4

Zeeck, A, Welter V, Alatas H et al. (2018). Muscle Dysmorphic Disorder Inventory (MDDI): Validation of a German version with a focus on gender. PLoS ONE 2018; 13: 1–13. https://doi.org/10.1371/journal.pone.0207535

de Zwaan, M. (2025). ICD-11: Veränderungen im Bereich der Essstörungen. *Verhaltenstherapie*.139–146. https://doi.org/10.1159/000542466